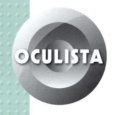 編集企画にあたって…

　眼科外来で診療していると，専門外の疾患の診断に困ることをしばしば経験します．その場に，その分野の専門家が居合わせれば良いですが，多くの場合は専門家の助けなしにある程度の診断をすることになります．そのときの重要な判断としては「感染性なのか非感染性なのか」「非感染性なら遺伝性疾患なのか」「悪性腫瘍なのかどうか」「全身疾患と関係があるか」「頭蓋内や眼窩内の疾患の可能性はないか」といったものがあります．こういった日常診療での疑問の助けとなるべく，OCULISTA のテーマとして「隠れた所見を見逃すな！眼科画像診断アトラス」を企画しました．

　眼科の他科にはない特性としては，光学機器を使って内部の組織を観察できるという点があります．人体の眼球以外の組織は不透明な組織で構成されているため，光学機器を使った観察には限界があります．それに対して，眼球は角膜から脈絡膜まで光が透過するため，光学機器を使った観察に適した臓器です．そのため，細隙灯写真，スペキュラーマイクロスコピー，眼底写真，OCT，網膜自家蛍光，蛍光眼底造影，OCTA といった様々な光学機器を使った多角的画像解析が可能です．今回の特集では，この利点を生かして，豊富な画像を使って執筆していただきました．これによって専門外の医師にとっても直感的でわかりやすい解説になっています．

　この企画にあたっては，角膜疾患，前眼部腫瘍，緑内障，視神経疾患，遺伝性網膜疾患，ぶどう膜炎，悪性リンパ種，涙腺腫脹といった多岐の分野にわたって，それぞれのエキスパートに解説していただきました．これらの疾患は，一般外来診療でしばしば経験するものばかりです．そのため今回の特集号の内容は，眼科専攻医のみならず，臨床現場で活躍している眼科専門医にとって，明日からの診療に役に立つものばかりです．今回の特集号は「専門家の助けなしにある程度の診断をする必要がある」ときに備えた必読の書といえます．また最新の知見を基に解説しているため，その分野の専門家にとっても必読の内容となっています．この特集号が，皆様の明日からの診療の一助になればと思います．

2024 年 7 月

三浦雅博

KEY WORDS INDEX

和 文

あ

IgG4 関連疾患 • 77
アカントアメーバ角膜炎 • 1
悪性黒色腫 • 17
悪性リンパ腫 • 70
圧迫視神経症 • 32
遺伝性眼疾患 • 11
インドシアニングリーン蛍光眼底
　造影 • 59
うっ血乳頭 • 32

か

角膜炎 • 1
角膜ジストロフィ • 11
角膜浸潤病巣 • 1
癌 • 77
感染性角膜炎 • 1
感染性ぶどう膜炎 • 48
眼底自発蛍光 • 40
基底細胞癌 • 17
急性網膜壊死 • 48
結膜上皮内腫瘍 • 17

さ, た

再生医療 • 11
視神経炎 • 32
脂腺癌 • 17
神経線維層 • 22
TGFBI 遺伝子 • 11
特発性眼窩炎症 • 77

な, は

乳頭黄斑距離/乳頭径比 • 32
乳頭腫脹 • 32
猫ひっかき病 • 48
梅毒性ぶどう膜炎 • 48
光干渉断層計 • 22, 40, 70
光干渉断層計画像 • 59
非感染性ぶどう膜炎 • 59
フルオレセイン蛍光眼底造影 • 59
ヘルペス性虹彩炎 • 48
扁平上皮癌 • 17

ま, ら

マルチモーダルイメージング
　　　　　　　　　• 40, 59
MALT リンパ腫 • 17
網膜ジストロフィ • 40
網膜神経節細胞複合体 • 22
モーレン潰瘍 • 1
緑内障 • 22
緑内障性視神経症 • 22
リンパ腫 • 77
涙腺 • 77

欧 文

A, B, C

Acanthamoeba keratitis • 1
acute retinal necrosis • 48
basal cell carcinoma • 17
carcinoma • 77
cat scratch disease • 48
choked disc or papilledema
　　　　　　　　　　• 32
compressive optic neuritis • 32
conjunctival intraepithelial
　neoplasia • 17
corneal dystrophy • 11
corneal infiltration • 1

D, F, G

disc-macula distance/
　disc diameter ratio • 32
disc swelling • 32
DM/DD ratio • 32
FAF • 40
fluorescein angiography • 59
fundus autofluorescence • 40
ganglion cell complex • 22
GCC • 22
glaucoma • 22
glaucomatous optic
　neuropathy • 22
GON • 22

H, I, K

hereditary eye disorders • 11
herpetic iritis • 48
idiopathic orbital inflammation
　　　　　　　　　　• 77
IgG4-related disease • 77
indocyanine green angiography
　　　　　　　　　　• 59
infectious keratitis • 1
infectious uveitis • 48
keratitis • 1

L, M

lacrimal gland • 77
lymphoma • 77
magnetic resonance imaging
　　　　　　　　　　• 77
malignant lymphoma • 70
malignant melanoma • 17
MALT lymphoma • 17
Mooren's ulcer • 1
MRI • 70, 77
multimodal imaging • 40, 59

N, O, P

nerve fiber layer • 22
NFL • 22
noninfectious uveitis • 59
OCT • 22, 40, 59, 70
optic neuritis • 32
optical coherence tomography
　　　　　　　• 22, 40, 59, 70
PCR • 48
polymerase chain reaction • 48

R, S, T

regenerative medicine • 11
retinal dystrophy • 40
sebaceous gland carcinoma
　　　　　　　　　　• 17
squamous cell carcinoma • 17
syphilitic uveitis • 48
TGFBI gene • 11

WRITERS FILE
(50音順)

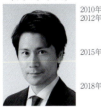

秋山 雅人
(あきやま まさと)

2008年 山口大学卒業
 九州医療センター,初期臨床研修医
2010年 九州大学病院眼科
2012年 理化学研究所ゲノム医科学研究センター基盤技術開発研究グループ,研修生
2015年 理化学研究所統合生命医科学研究センター統計解析研究チーム,リサーチアソシエート
2018年 九州大学大学院医学研究院眼科学分野,特任講師
2019年 同大学大学院医学研究院眼病態イメージング講座,講師

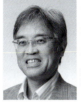

高比良雅之
(たかひら まさゆき)

1988年 金沢大学卒業
 同大学附属病院眼科,研修医
1993年 米国ミシガン州ケロッグ眼研究所に研修
1995年 金沢大学医学部文部教官,助手
1997年 同大学附属病院眼科,助手
2003年 同,講師
2021年 同,病院臨床教授

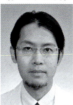

松宮 亘
(まつみや わたる)

2006年 神戸大学卒業
2013年 同大学大学院医学研究科卒業
2014年 同大学医学部附属病院眼科,助教
2015年 北野病院眼科,副部長
2017年 神戸大学医学部附属病院眼科,助教
2019年 米国スタンフォード大学,客員研究員
2021年 神戸大学医学部附属病院眼科,助教

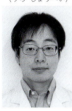

内 翔平
(うち しょうへい)

2011年 山口大学卒業
2013年 同大学病院眼科,医員
2014年 JCHO下関医療センター眼科,医員
2015年 山口大学病院眼科,大学院生
2019年 山口県立総合医療センター眼科,副部長
2021年 山口大学病院眼科,助教
2022年 医学博士(山口大学医学部)

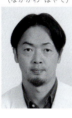

中川 迅
(なかがわ はやて)

2007年 東京医科大学卒業
2012年 同大学微生物学教室
2015年 博士号取得
2018年 東京歯科大学市川総合病院,角膜fellow
2019年 米国 Schepens Eye Research Institute Posdoc
2021年 東京医科大学眼科,助教
2022年 同大学茨城医療センター眼科,講師

三浦 雅博
(みうら まさひろ)

1985年 日本医科大学卒業
1995年 同大学眼科,講師
1997年 The Schepens Eye Research Institute
2003年 東京医科大学霞ケ浦病院眼科,講師
2009年 同大学茨城医療センター眼科,准教授
2017年 同,教授

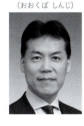

大久保真司
(おおくぼ しんじ)

1991年 島根医科大学卒業
 金沢大学眼科入局
1996年 やわたメディカルセンター眼科,医長
1997年 金沢大学大学院医学研究科修了
2003年 同大学医学部附属病院眼科,助手
2006年 同大学大学院医学系研究科内,講師
2011年 同大学附属病院,病院臨床准教授
2015年 同大学医薬保健研究域医学系,臨床准教授(学外)
 おおくぼ眼科クリニック,院長
2016年 金沢大学医薬保健研究域医学系眼科学,臨床教授(学外)

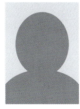

中村奈津子
(なかむら なつこ)

2010年 東京医療センター眼科
2015年 オリンピア眼科病院
2016年 帝京大学医学部附属病院眼科
2018年 東京大学大学院医学系研究科博士課程
2022年 東京大学医学部附属病院眼科
2024年 神戸アイセンター病院

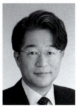

溝上 志朗
(みぞうえ しろう)

1995年 愛媛大学卒業
1996年 大阪厚生年金病院眼科,医員
2005年 愛媛大学大学院医学系研究科修了
 同大学眼科,助手
2009年 同大学大学院視機能外科学,講師
2012年 同大学大学院視機能再生学,准教授
2020年 同大学大学院医学系研究科眼科学講座,准教授

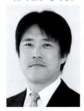

福岡 秀記
(ふくおか ひでき)

2002年 京都府立医科大学卒業
 同大学附属病院眼科学教室,研修医
2004年 京都府立与謝の海病院眼科,併任助手
2007年 京都府立医科大学大学院医学研究科(統合医科学専攻)
2011年 独立行政法人国立長寿医療研究センター先端診療部,眼科医長
2015年 カルフォルニア大学サンディエゴ校留学
2017年 京都府立医科大学附属病院眼科学教室,助教

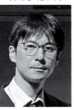

柚木 達也
(ゆのき たつや)

2002年 富山医科薬科大学(現,富山大学)卒業
 同大学眼科入局
 長野県立須坂病院眼科
2004年 新潟県厚生連上越総合病院眼科
2005年 富山大学眼科,助教
2015年 同大学大学院博士課程修了
 同大学眼科,講師
 同大学附属病院眼科,診療准教授

前付 3

隠れた所見を見逃すな！
眼科画像診断アトラス

編集企画／東京医科大学茨城医療センター教授　三浦雅博

感染性角膜炎の診断のポイント ……………………………………中川　　迅　　*1*

角膜浸潤病巣を把握するには強膜散乱法が有用である．特に非典型的な浸潤病巣を呈する角膜炎の場合には，この観察方法でないと把握できない．強膜散乱法を行うには顕微鏡支持部のリボルバーを最大限緩める必要がある．

角膜変性症の診断のポイント ……………………………………福岡　秀記　　*11*

角膜ジストロフィは遺伝性の角膜変性疾患である．病変の主座により上皮性・上皮下，ボーマン層，実質性，内皮性の４つに大別される．角膜ジストロフィには再発性角膜びらんをきたす疾患が多く存在する．

前眼部悪性腫瘍を見逃さないためのポイント ………………………柚木　達也　　*17*

眼瞼と結膜の悪性腫瘍を診断するうえで重要なポイントとその鑑別診断について解説する．

緑内障と紛らわしい疾患との鑑別 ……………………………………溝上　志朗　　*22*

緑内障とよく似たOCT所見を示す他疾患との鑑別には，眼底所見や視野所見との相応性の確認が重要である．

視神経乳頭疾患を診察するときのポイント …………………………大久保真司ほか　　*32*

視神経乳頭は，大きさ，色調，形状，乳頭周囲所見に注意しながら観察する．乳頭の異常は頭蓋内疾患発見のきっかけになることが多く，重要である．

Monthly Book
OCULISTA

編集主幹／村上　晶　　高橋　浩　　堀　裕一

No.138 / 2024.9 ◆目次

CONTENTS

遺伝性疾患を見逃さないためのポイント……………………中村奈津子ほか　*40*

網膜ジストロフィの診療において，光干渉断層計と眼底自発蛍光を含む複数の網膜画像検査所見を組み合わせたマルチモーダルイメージング法の有用性とポイントを解説する．

感染性ぶどう膜炎の画像所見………………………………内　　翔平　*48*

感染性ぶどう膜炎の診断には問診・眼所見の観察・全身精査が必要である．本稿では画像所見からPCR や各種検査に踏み切るポイントを概説する．

非感染性ぶどう膜炎の画像所見……………………………松宮　　亘　*59*

非感染性ぶどう膜炎の画像診断では，複数の眼科画像機器を用いて多角的に評価するマルチモーダルイメージング技術が重要であり，本稿で実例を交えて解説する．

悪性リンパ腫を疑う画像所見………………………………秋山　雅人　*70*

結膜，眼窩，硝子体網膜の画像検査について概説する．

涙腺の腫脹の画像所見………………………………………高比良雅之　*77*

涙腺の腫脹の治療に際しては，感染，炎症，腫瘍を鑑別する．両側涙腺が対称性に腫脹する代表的な病態は IgG4 関連疾患である．

● Key words index………………………前付 *2*
● Writers File……………………………前付 *3*
● FAX 専用注文書………………………… *87*
● バックナンバー 一覧……………………… *89*
● MB OCULISTA 次号予告………………… *90*

「OCULISTA」とはイタリア語で眼科医を意味します．

前付 *5*

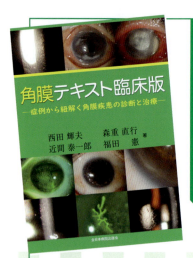

新刊

角膜テキスト臨床版

詳しい内容はこちら

―症例から紐解く角膜疾患の診断と治療―

西田輝夫・森重直行・近間泰一郎・福田 憲 著

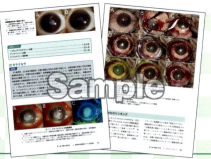

「西田輝夫の臨床角膜学」がこの一冊に！
角膜専門医のスペシャリスト達が最新知見を元に、多数の図写真でわかりやすく丁寧に解説！毎日遭遇する患者さんの診療で何が起こっていると考えるか、どうやって診断するか、そしてどのように治療していくか、その**思考プロセス、ストラテジーの構築**ができる一書です。

2024年9月発行　B5判　216頁　定価11,000円（本体10,000円＋税）

CONTENTS

第1章　角膜に白い部分がある
1. 浸潤
    1) カタル性角膜浸潤
    2) 角膜フリクテン
    3) コンタクトレンズ起因性角膜炎
    4) 角膜感染症
2. 沈着
    1) 角膜ジストロフィ
    2) 帯状角膜変性
    3) 角膜アミロイドーシス
    4) 脂肪沈着
    5) 角膜染血症
    6) Salzmann 結節変性
3. 瘢痕
    1) 角膜感染症治癒後の瘢痕
    2) 外傷後の瘢痕
    3) 角膜上皮欠損後の瘢痕
4. 浮腫
    1) 水疱性角膜症
        コラム　スペキュラマイクロスコピー
        コラム　角膜内皮細胞の自然経過
        コラム　水疱性角膜症は進行性疾患である
    2) 上皮浮腫

第2章　角膜の感染症
1. 細菌性角膜潰瘍（グラム陽性菌）
    1) ブドウ球菌
    2) 肺炎球菌
    3) コリネバクテリウム
    4) アクネ菌
2. 細菌性角膜潰瘍（グラム陰性菌）
    1) 緑膿菌
    2) モラクセラ
    3) セラチア
    4) 淋菌
3. 角膜真菌症
    1) 酵母菌
    2) 糸状菌
4. アカントアメーバ角膜炎
5. ウイルス性角膜炎
    1) 単純ヘルペスウイルス1型
    2) 水痘帯状疱疹ウイルス
    3) サイトメガロウイルス
        コラム　角膜塗抹検鏡検査の重要性

第3章　角膜がフルオレセイン染色で染まる
1. 点状表層角膜症（SPK）
    1) ドライアイに関連するSPK
        コラム　シルマー試験
    2) 電気性眼炎
    3) Thygeson点状表層角膜炎
    4) 上輪部角結膜炎
    5) 中毒性角膜症（点眼薬、内服薬）
    6) 兎眼性角膜炎
    7) アレルギー性結膜疾患に伴う角膜上皮障害
2. 角膜びらん
    1) 単純びらん
    2) 再発性角膜上皮びらん
3. 遷延性角膜上皮欠損
    1) 神経麻痺性角膜症
    2) 糖尿病角膜症
4. 糸状角膜炎
5. 角膜上皮異形成

第4章　両眼とも同じような濁りがある
1. 角膜ジストロフィ
    1) 顆粒状角膜ジストロフィ
        ①顆粒状角膜ジストロフィⅠ型
        ②顆粒状角膜ジストロフィⅡ型
    2) 格子状角膜ジストロフィ
        ①格子状角膜ジストロフィⅠ型
        ②格子状角膜ジストロフィ変異型
    3) 斑状角膜ジストロフィ
    4) 膠様滴状角膜ジストロフィ
    5) Bowman層ジストロフィ
    6) その他の実質ジストロフィ
        ①Central cloudy dystrophy of François
        ②Pre-Descemet corneal dystrophy
    7) 角膜内皮ジストロフィ
2. 角膜が濁る代謝性疾患
3. 角膜が濁る全身疾患
    1) Stevens-Johnson症候群
    2) 移植片対宿主病（graft versus host disease, GVHD）
    3) 眼類天疱瘡

第5章　角膜が変形している
1. 円錐角膜
2. Pellucid辺縁角膜変性
3. 球状角膜

4. 後部円錐角膜

第6章　角膜の周辺部に病変がある
1. Mooren潰瘍
2. Terrien辺縁角膜変性
3. 全身疾患に関連する角膜潰瘍
4. Dellen

第7章　角膜内皮に何かある
1. Fuchs角膜内皮ジストロフィ
2. 後部多形性角膜ジストロフィ
3. Pre-Descemet corneal dystrophy

第8章　角膜の外傷
1. 角膜異物
2. 化学熱傷
3. 角膜熱傷

第9章　角膜の手術
1. 全層角膜移植
    コラム　角膜移植と白内障手術
    コラム　角膜移植後の屈折矯正
2. 表層角膜移植
    コラム　深層角膜移植とDua層（Dua's layer）
3. 角膜内皮移植
    コラム　角膜内皮移植の再移植
4. 角膜輪部移植・培養上皮移植
5. クロスリンキング
6. 治療的レーザー角膜切除術

第10章　小児の角膜に何かある
1. 輪部デルモイド
2. Peters異常
    コラム　赤外光を用いた角膜実質浮腫眼の観察
3. 強膜化角膜

第11章　角膜所見

第12章　角膜の治療法
1. 角膜上皮を保護する方法
2. 角膜穿孔の管理
3. 自家調整の点眼薬

第13章　角膜に関するいろいろなこと
1. オキュラーサーフェスという考え方
2. 角膜実質のコラーゲン構造の特徴
3. デスメ膜皺襞のできるメカニズム

全日本病院出版会　〒113-0033　東京都文京区本郷3-16-4　Tel:03-5689-5989
www.zenniti.com　Fax:03-5689-8030

特集/隠れた所見を見逃すな！眼科画像診断アトラス

感染性角膜炎の診断のポイント

中川 迅*

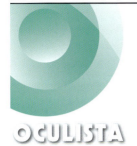

Key Words: 角膜炎(keratitis), 感染性角膜炎(infectious keratitis), 角膜浸潤病巣(corneal infiltration), アカントアメーバ角膜炎(Acanthamoeba keratitis), モーレン潰瘍(Mooren's ulcer)

Abstract：角膜炎は感染性と非感染性に大別される．細隙灯顕微鏡により前眼部所見を観察する際は，角膜浸潤病巣の場所からある程度どちらかの予想をつけていく．角膜中央寄りに存在していれば感染性を疑い，角膜周辺部位に存在していれば非感染性を疑う．非感染性角膜炎には，カタル性角膜潰瘍，角膜フリクテン，モーレン潰瘍，リウマチ性角膜潰瘍などが主に鑑別として挙げられ，免疫異常を伴った病態であることから，ステロイド中心の加療で行う．感染性角膜炎は，角膜に病原体が侵入および増殖し炎症を引き起こす病態であり，主な外因性病原体は細菌，真菌，アカントアメーバである．内因性病原体としてはウイルス性疾患が挙げられる．それぞれの疾患で治療方法は異なり前眼部所見からある程度原因微生物を推測し，治療方法を検討する．なお，感染性角膜炎に対してのステロイド点眼投与は未だ推奨されない．

はじめに

本稿では感染性角膜炎をどうやって診断していくか？ その手順を解説していく．まず2つのポイントである．①角膜炎かどうかを鑑別する，②角膜炎を感染性と非感染性で鑑別する，これらを順に行っていくことが重要である．細隙灯顕微鏡の扱い方は重要であり，スリット光の当て方ひとつで前眼部所見が把握できるか否かが決定する．

細隙灯顕微鏡の扱い方

最初に細隙灯顕微鏡を覗く際には低倍率とし，広範照明で全体を俯瞰し観察する．角膜所見，結膜所見，眼瞼所見，睫毛所見など広範囲に観察する．眼瞼は下眼瞼，上眼瞼を翻転して観察し，まったマイボーム腺周囲，開口部位の観察，そして睫毛の観察を行っていく．病変部位を把握した後に低倍率から高倍率へ上げて観察を行う．スリット光の使い方として，ディフューザー，スリット光，強膜散乱法が挙げられ，光の当て方で所見の捉え方が変わってくるため，必ずこれら観察方法を用いて前眼部所見をとる必要がある．例えば，角膜浸潤病巣を把握するには強膜散乱法が有用である．特に非典型的な浸潤病巣を呈する角膜炎(例：アカントアメーバ角膜炎)の場合にはこの観察方法でないと把握できない．強膜散乱法を行うには顕微鏡支持部のリボルバーを最大限緩める必要がある(リボルバーは反時計周りに回すことで緩ませることが可能)．最初はこのセッティングで顕微鏡が不安定に感じ，観察が困難に感じるであろう．徐々にこの感覚に慣らしていくつもりで行っていただきたい(図1, 2)．

---

* Hayate NAKAGAWA, 〒300-0395 茨城県稲敷郡阿見町中央3-20-1 東京医科大学茨城医療センター眼科，講師

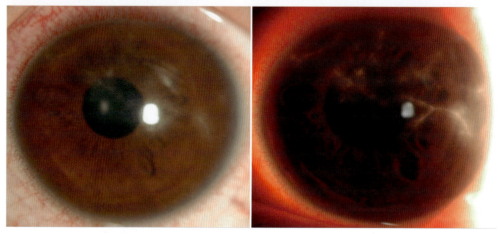

図 1. 強膜散乱法(a)とディフューザー(b)写真の比較　a|b

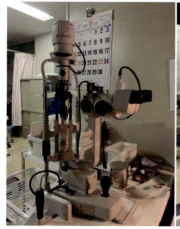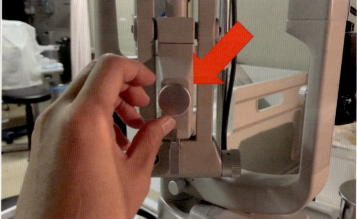

図 2. 顕微鏡のリボルバー部位

診察の進め方

1. 角膜炎を鑑別する

　角膜炎は，角膜組織に炎症細胞浸潤である角膜浸潤病巣を伴うのが特徴である．角膜浸潤病巣は単細胞または多細胞からなる白血球浸潤から構成される．主には感染性角膜炎，非感染性角膜炎に大別され，または角膜の低酸素状態，外傷も角膜浸潤病巣の形成要因となる．何らかの炎症性病態が起点となり，浸潤病巣を形成し，角膜上皮欠損，角膜浮腫，角膜混濁，デスメ膜皺襞，前房内炎症，角膜後面沈着，結膜または毛様充血などの付随した所見を呈する．診断をつけていくうえで，まずは角膜浸潤病巣の位置と形状を把握し，次に角膜炎に付随した所見をとることで角膜炎の原因を推測することが可能となる．

2. 感染性と非感染性を鑑別する

　角膜浸潤病巣を把握した後に，その浸潤病巣が角膜のどこにあるか？　を鑑別する．角膜中央寄りに存在していれば感染性を疑い，角膜周辺部位に存在していれば非感染性を疑う(図3)．また感染性の場合は角膜浮腫，デスメ膜皺襞，前房内炎症，角膜後面沈着などの角膜所見を伴うことが多く，一方で非感染性の場合は，浸潤病巣以外の部位は炎症所見をそこまで伴っていないことが多い．時に外来では感染性，非感染性と容易に判断しづらい角膜炎に遭遇することもある．その場合は，例えば後述するように治療でステロイド点眼はすぐに行わずに様子を見つつ，治療方針を見極めていくなどの配慮も必要である．

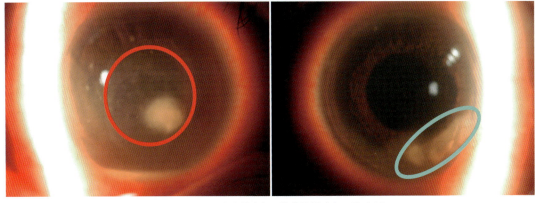

図 3. 感染性(a),非感染性(b)の代表例

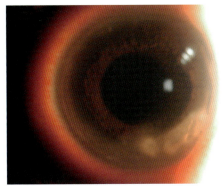
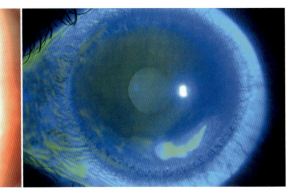

図 4. カタル性角膜潰瘍

　感染性角膜炎を見極めるには,非感染性角膜炎をある程度把握しておく必要がある.まずは代表的な非感染性角膜炎に関して述べていく.

非感染性角膜炎

　角膜周辺部位で角膜浸潤を生じるのが特徴である.本来角膜周辺部位は菌などの外的要因に対する免疫に強い特徴がある.よって,そこに浸潤が生じている場合は,何らかの免疫異常が生じている病態として捉える.非感染性角膜炎は前房内炎症に乏しく,また角膜浮腫を伴わない.

1. カタル性角膜潰瘍(図4)

　ブドウ球菌に対するⅢ型アレルギー反応で生じる周辺部潰瘍.角膜輪部と浸潤病巣の間に透明帯を有するのが特徴である.睫毛根部に付着する線維性分泌物(collarette)を伴った,ブドウ球菌性眼瞼炎によって生じることもあり,眼瞼の観察を行うことも診断に重要となる.

＜治　療＞

　ステロイド点眼とセフェム系またはフルオロキノロン系の抗菌点眼薬の併用が推奨される.眼瞼炎を伴っている場合は,眼瞼の清拭,オフロキサシン眼軟膏の瞼縁塗布を1〜2回/日を併用で推奨する.

2. 角膜フリクテン(図5)

　マイボーム腺に存在するアクネ菌,ブドウ球菌に対する遅延型アレルギー反応で生じる角膜炎.
　眼瞼にマイボーム腺炎やマイボーム腺梗塞を生じ,角膜と眼瞼が接する2時,4時,8時,10時が角膜炎の好発部位である.周辺部位から表層血管が角膜内に侵入し,隆起した細胞浸潤を呈する結節性細胞浸潤も特徴的な所見である.

＜治　療＞

　局所投与としてステロイド点眼と抗菌点眼を行う.後部眼瞼炎に対しては,アジスロマイシン点眼の有用性が高いため推奨される.軽症例であれば局所投与のみでも改善が期待できる.また重症

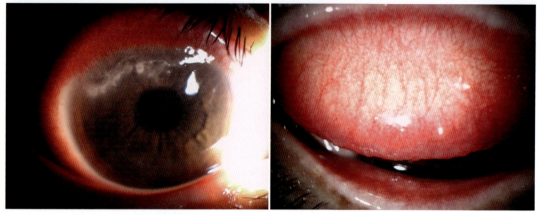

図 5. 後部眼瞼炎を伴った角膜フリクテン

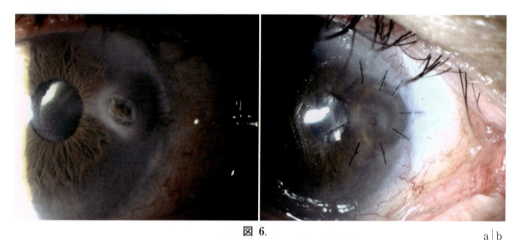

図 6.
a：リウマチ性角膜潰瘍で穿孔した潰瘍
b：角膜表層移植後

a|b

例では全身投与での治療が必要であり，マクロライド系，テトラサイクリン系の内服（例：ミノサイクリン 50〜100 mg/日を数週間投与）が推奨される．

3．モーレン潰瘍，リウマチ性角膜潰瘍

角膜周辺部位に潰瘍を呈する．特徴的所見としては角膜輪部と浸潤病巣の間に透明帯が存在しない．モーレン潰瘍はⅡ型アレルギー反応で生じ，リウマチ性潰瘍はⅢ型アレルギー反応，免疫複合体による組織破壊が原因である．病態は違うが両疾患，所見はほぼ同様の所見を呈する．

＜治　療＞

局所投与としてステロイド点眼，抗菌点眼で治療を行っていく．リウマチに伴う角膜潰瘍であればリウマチに対する全身的な加療が適応である．炎症で菲薄化した角膜が穿孔する場合もあり，その場合は外科的加療，角膜移植術が適応となる（図 6）．

4．薬剤性角膜混濁（図 7）

一見は角膜炎に見える，角膜混濁を呈する薬剤性角膜混濁である．スリットで所見をしっかり観察し，浸潤病巣を否定できるか（＝角膜炎を否定できるか）がポイントである．薬剤と宿主側との親和性が要因と考えられ，角膜混濁の原因となる薬剤を中止することが望ましい．抗緑内障薬，キノロン点眼などで報告されている．

感染性角膜炎

では本稿の本題である，感染性角膜炎に関して述べていく．

感染性角膜炎は，角膜に病原体が侵入および増殖し，炎症を引き起こす病態である．主な外因性

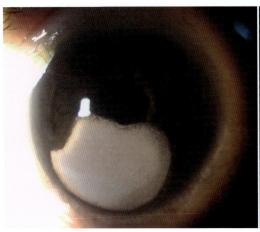 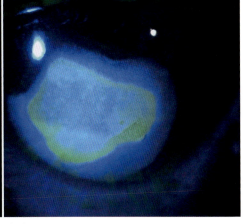

図 7. 薬剤性角膜混濁

病原体は細菌,真菌,アカントアメーバであり,内因性病原体としてはウイルス性疾患が挙げられる.角膜炎の所見として浸潤病巣を観察するには,スリット光の扱い方として上記で述べた所見の取り方が重要である.感染性角膜炎は前房内炎症がみられやすく,角膜後面沈着物,重篤な場合はフィブリン析出,前房蓄膿にまで至る.また角膜浮腫を伴うのが特徴であり,デスメ膜皺襞も重要な所見である.ここでは細菌性角膜炎,真菌性角膜炎,アカントアメーバ角膜炎,ヘルペス性角膜炎に関して述べていく.

1. 細菌性角膜炎

細菌性角膜炎の4大起炎菌としてグラム陽性球菌であるブドウ球菌,肺炎球菌,グラム陰性桿菌である緑膿菌,モラキセラ桿菌が挙げられている.割合としてはブドウ球菌が最も高頻度であり,緑膿菌はコンタクトレンズ(CL)装用に伴って生じる角膜炎の代表的な起炎菌である.

臨床所見は,グラム陽性球菌による角膜炎は限局性膿瘍を呈する.ブドウ球菌による角膜炎は重篤化することは稀であるが,メチシリン耐性黄色ブドウ球菌(MRSA)のように耐性を獲得している場合の懸念が必要である(図8).肺炎球菌では角膜中央に限局性膿瘍を生じる匍行性角膜潰瘍が特徴であり,強い炎症,角膜深部にまで炎症は波及し重症例では角膜穿孔に至ることがある.緑膿菌による角膜炎は強い炎症,重篤な所見をきたす.輪状膿瘍,またその周囲に炎症が波及したス

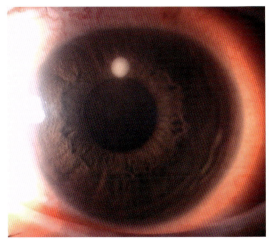

図 8. ブドウ球菌性潰瘍

リガラス状混濁,膿瘍部分から突出したようにみられるブラシ状混濁,強い炎症に伴った角膜融解所見などが典型的所見である(図9).またモラキセラ桿菌による角膜炎も重篤な角膜炎であり,小円形病巣,輪状浸潤,不規則な形状の浸潤が所見としてみられる(図10).

＜治 療＞

起炎菌の同定から有効な抗菌薬を選択して使用することが理想的であるが,培養検査による薬剤感受性は結果が出るまでに時間がかかる.そのため,前眼部所見から起炎菌を想定し,すぐに治療を開始する必要がある.初診時はルーチーンとして病巣部から角膜掻爬を行い,採取した角膜擦過物を用いて塗抹鏡検,培養検査,またはPCR検査を行っていく.塗抹やPCRによって迅速に菌の同

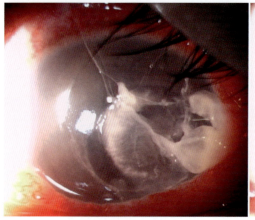

図 9.
a：角膜融解所見を伴った緑膿菌性潰瘍
b：融解を除去すると特徴的な所見が描出される.

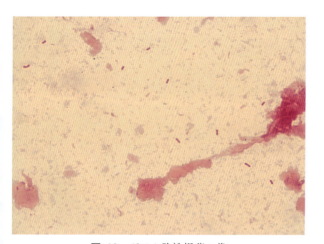

図 10. グラム陰性桿菌の像

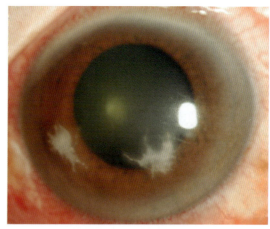

図 11. 糸状菌角膜炎

定ができれば治療方針を定めやすい．また，点眼治療は軽症では1剤，重症ではフルオロキノロン系，セフェム系，アミノグリコシド系から2剤を組み合わせて行っていく．グラム陽性球菌に対しては，フルオロキノロン系＋セフェム系，グラム陰性桿菌に対してはフルオロキノロン系＋アミノグリコシド系などの組み合わせが推奨される．また，治療にステロイド点眼の併用は推奨されない．ステロイド点眼は，過剰な炎症反応抑制や角膜瘢痕形成の抑制などのメリットが期待できるが，感染の増悪が生じるリスクを伴う．そのため安全に使用ができるのは，感染状態が完全に収束したと判断できた場合（浸潤病巣の消退や角膜上皮欠損の消退など），残存した角膜の炎症に対する消炎に対しての使用である．

2．真菌性角膜炎

健常眼に真菌性角膜炎が発症することは稀で，何らかのリスク因子（発症前ステロイド点眼，外傷，CL装用など）が契機となって発症することが多い．真菌は形態学的に糸状菌と酵母様真菌の2つに分類される．糸状菌による真菌性角膜炎は主には外傷によって発症し，植物による突き眼，農作業中の眼外傷などのエピソードが多く，またステロイド点眼，CL装用もリスク因子である．前眼部所見は羽毛状潰瘍と呼ばれる，白色の境界不明瞭な病巣を呈する．角膜実質内の病変とともに，角膜内皮面に角膜後面プラークがみられるのも特有の所見である（図11）．

次に酵母様真菌は，角膜炎の起因菌となりうるほとんどが*Candida*属である．うち*Candida albi-*

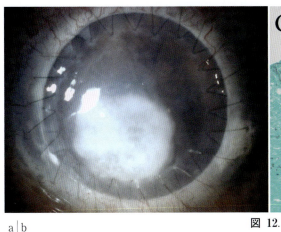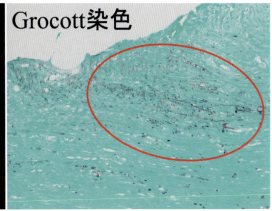

図 12.
a：酵母様真菌角膜炎
b：Grocott 染色の病理像では角膜内に黒色の真菌が描出される．

cans は代表菌種であり，角膜からの検出頻度も高い．ステロイド点眼，眼科手術の既往，眼表面疾患の既往などが角膜炎発症のリスクとなりうる．眼科手術は角膜移植後が多く，縫合糸感染として発症するものが多い．所見は境界明瞭でくっきりとした類円形の白色の角膜膿瘍を呈する．診断には塗抹鏡検，培養検査による鑑別が重要である（図12）．

＜治　療＞

抗真菌薬にはポリエン系，アゾール系，キャンディン系の3系統が存在するが，眼局所用の医療用医薬品として存在するのはポリエン系の1％ピマリシン眼軟膏のみであり，他の薬剤を用いるには自家調剤して扱う必要がある．まず真菌に対して最も治療効果が高いのは病巣搔爬であり，角膜に存在する菌を直接除く効果と薬剤の組織移行を高める効果がある．糸状菌に対してはポリエン系が第一選択として推奨され，*Fusarium* 属以外の糸状菌に対してはアゾール系であるボリコナゾール点眼が推奨される．酵母様真菌に対してはアゾール系単独，またはアゾール系とキャンディン系の併用，1％ピマリシン眼軟膏が推奨される．

3．アカントアメーバ角膜炎（図13）

アカントアメーバ角膜炎（Acanthamoeba keratitis）は，主にはCL装用，また外傷を要因として発症する感染性角膜炎である．本邦ではCL装用に伴って発症する割合が圧倒的に多いが，インドなど外傷のほうが割合の高い国もあり，要因は地域や国によって特性がある．未だ明確な治療法が存在しない，難治性角膜炎である．角膜炎の特徴としては，緩徐に病変が進行する．前眼部所見は乏しいものの，強い疼痛症状を訴えるのが特徴である．病期は初期と完成期に分けられ，それぞれの病期で特徴的な所見がある．初期は，輪部結膜の充血および腫脹，点状，斑状，線状の角膜混濁，また特徴的な所見として放射状角膜神経炎や偽樹枝状病変を認める．完成期では，リング状角膜浸潤からさらに進行すると円盤状浸潤へ至る．時に前房蓄膿や豚脂様角膜後面沈着物などの，強い前房内炎症がみられる．

＜治　療＞

アカントアメーバに対して特異的な治療薬は未だ開発されていない．治療薬には保険適用外である自家調剤点眼を使用する必要がある．最も有用性の高い治療は真菌と同様，病巣搔爬である．第一選択としての局所投与が推奨されるのは，ビグアナイド系消毒薬であるクロルヘキシジン酸塩点眼，または polyhexamethylene biguanide（PHMB）点眼である．またエビデンスは乏しいが，Brolene®（プロパミジン・イセチオネート）や抗真菌薬，ボリコナゾール点眼も一部有効性があると報告されている．

4．ヘルペス性角膜炎

上皮型ヘルペスは初感染を除き，三叉神経節に潜伏感染している単純ヘルペスウイルス（HSV）が再活性化することで生じる角膜上皮病変であ

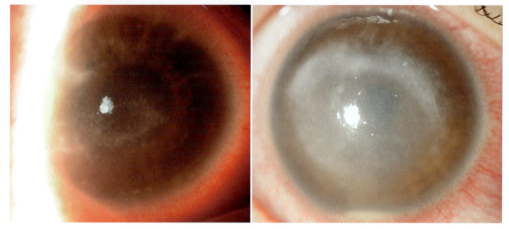

図 13. アカントアメーバ角膜炎初期(a)と完成期(b)　　a|b

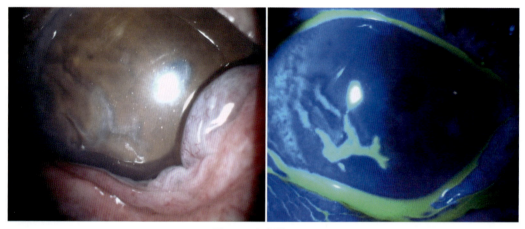

図 14. 上皮型 HSV

る．所見としては，上皮内浸潤病巣に terminal bulb を有する樹枝状病変，またさらにウイルス増殖が進行した地図状病変を認める(図14)．次に実質型ヘルペスは，角膜実質細胞に感染した HSV に対する免疫反応によって生じる病態である．角膜中央に円形の実質浮腫を伴った円板状角膜炎，また円板状角膜炎を繰り返したことで角膜実質に血管侵入，瘢痕形成や脂肪変性を伴い，さらに角膜炎を繰り返すと実質浮腫とともに強い炎症細胞浸潤が生じる壊死性角膜炎へ発展する．内皮型角膜ヘルペスは，病態としては HSV による感染か，またはウイルスに対する免疫反応なのか，どちらで生じているかは不明である．鑑別として他のウイルス，水痘帯状疱疹ウイルス(VZV)，サイトメガロウイルス(CMV)，ムンプスなどによる内皮炎が挙げられる．所見は角膜中央，または周辺部位に生じた実質浮腫に一致した角膜後面沈着物がみられる．

＜治　療＞

　上皮型ヘルペスに対しては，上皮細胞に感染した HSV に対してアシクロビル眼軟膏5回/日投与が原則である．実質型ヘルペスに対しては，HSV に対する免疫反応を抑制する目的でステロイド点眼を用いる．またステロイド点眼単剤であると HSV が再燃し上皮型ヘルペスを発症することが懸念されるため，アシクロビル眼軟膏との併用が必要である．内皮型角膜ヘルペスに対しては，実質型に準じて治療する．

文　献

1) Ting DSJ, Ho CS, Cairns J, et al：12-year analysis of incidence microbiological profiles and invitro antimicrobial susceptibility of infectious keratitis：the Nottingham Infectious Keratitis Study. Br J Ophthalmol, **105**：328-333, 2021.

Summary イギリスで発症した 12 年分の感染性角膜炎の調査.

2) Seal DV, Kirkness CM, Bennett HG, et al：Keratitis Study Group：Population-based cohort study of microbial keratitis in Scotland：incidence and features. Cont Lens Anterior Eye, **22**：49-57, 1999.

Summary スコットランドでの年間の感染性角膜炎の発症率の調査.

3) Green M, Carnt N, Apel A, et al：Queensland microbial keratitis database：2005-2015. Br J Ophthalmol, **103**：1481-1486, 2019.

Summary オーストラリアクイーンズランドの 10 年分の感染性角膜炎の調査.

4) Upadhyay MP, Karmacharya PC, Koirala S, et al：The Bhaktapur eye study：ocular trauma and antibiotic prophylaxis for the prevention of corneal ulceration in Nepal. Br J Ophthalmol, **85**：388-392, 2001.

Summary ネパールにおける 2 年分の角膜外傷の割合，角膜潰瘍の調査に関して.

5) Gonzales CA, Srinivasan M, Whitcher JP, et al：Incidence of corneal ulceration in Madurai district, South India. Ophthalmic Epidemiol, **3**：159-166, 1996.

Summary 南インドでの角膜潰瘍の発症率の調査.

6) 感染性角膜炎全国サーベイランス・スタディグループ：感染性角膜炎全国サーベイランス―分離菌・患者背景・治療の現状―. 日眼会誌, **110**：961-972, 2006.

7) 宇野敏彦，福田昌彦，大橋裕一ほか：重症コンタクトレンズ関連角膜感染症全国調査. 日眼会誌, **115**：107-115, 2011.

8) Randag AC, van Rooij J, van Goor AT, et al：The rising incidence of *Acanthamoeba keratitis*：A 7-year nationwide survey and clinical assess-ment of risk factors and functional outcomes. PLos One, **14**(9)：e0222092, 2019.

Summary 2009～2016 年オランダにおけるアカントアメーバ角膜炎に関する調査.

9) Mascarenhas J, Lalitha P, Prajna NV：*Acanthamoeba*, fungal, and bacterial keratitis：a comparison of risk factors and clinical features. Am J Ophthalmol, **157**：56-62, 2014.

Summary インド Aravind Eye Hospital における 2006～2011 年の感染性角膜炎 115 例の中の細菌性，真菌性，アカントアメーバによる角膜炎の調査.

10) 秦野　寛：細菌性角膜炎. 眼科, **38**：567-573, 1996.

11) 石橋康久，木村幸子：アカントアメーバ角膜炎の臨床所見―初期から完成期まで. 日本の眼科, **62**：893-896, 1991.

12) Inoue H, Suzuki T, Inoue T, et al：Clinical characteristics and bacteriological profile of *Moraxella* keratitis. Cornea, **34**：1105-1109, 2015.

Summary 本邦で発症したモラキセラカタラリス 30 例の解析.

13) 砂田淳子，浅利誠志，井上幸次ほか：真菌性角膜炎多施設スタディグループ：真菌性角膜炎に関する多施設共同前向き観察研究―患者背景・臨床所見・治療・予後の現況―. 日眼会誌, **120**：5-16, 2016.

14) Shimizu E, Yamaguchi T, Yagi-Yaguchi Y, et al：Corneal higher-order aberrations in infectious keratitis. Am J Ophthalmol, **175**：148-158, 2017.

Summary 感染性角膜炎を生じた角膜の不正乱視解析に関して.

15) 下村嘉一，大橋裕一，田川義継：上皮型角膜ヘルペスの新しい診断基準―New criteria of diagnosis for herpetic epithelial keratitis―. 眼科, **44**：739-742, 2002.

Monthly Book

OCULISTA
オクリスタ

2019.**3**月増大号
No. **72**

Brush up 眼感染症
―診断と治療の温故知新―

編集企画

江口　洋　近畿大学准教授

2019年3月発行　B5判　118頁　定価5,500円（本体5,000円＋税）

眼感染症をエキスパートが徹底解説した増大号。
主な疾患の**診断と治療**、眼感染症に関わる**最新知識**、
気になるトピックスまで幅広く網羅。
日常診療に必ず役立つ1冊です！

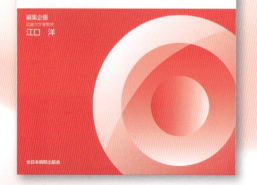

目次

眼感染症レビュー
細菌性結膜炎
アデノウイルス角結膜炎
細菌性角膜炎
ウイルス性角膜炎
真菌性角膜炎
アカントアメーバ角膜炎
術後眼内炎
濾過胞炎
　（緑内障インプラント
　　手術後感染症含む）
内因性眼内炎
涙囊炎・涙小管炎

眼感染症
―診断と治療の未来像―
塗抹検鏡の重要性
培養の重要性と限界
PCR
メタゲノムの臨床応用

眼感染症topics
周術期の抗菌薬は
　いつやめるべきか
術後眼内炎の最新事情
レアケースから学ぶ

全日本病院出版会　〒113-0033　東京都文京区本郷 3-16-4　Tel:03-5689-5989
www.zenniti.com　Fax:03-5689-8030

特集／隠れた所見を見逃すな！眼科画像診断アトラス

角膜変性症の診断のポイント

福岡秀記*

Key Words : 角膜ジストロフィ(corneal dystrophy), *TGFBI* 遺伝子(*TGFBI* gene), 遺伝性眼疾患(hereditary eye disorders), 再生医療(regenerative medicine)

Abstract : 角膜ジストロフィは遺伝性の角膜変性疾患で，角膜の特定の層に病変を生じ，進行性の視力低下を引き起こす．国際角膜学会の分類では，病変の主座により上皮性・上皮下，ボーマン層，実質性，内皮性の4つに大別される．代表的な角膜ジストロフィとして，顆粒状角膜ジストロフィ，格子状角膜ジストロフィ，フックス角膜内皮ジストロフィがある．

顆粒状角膜ジストロフィは，*TGFBI* 遺伝子変異により角膜実質にヒアリン沈着を生じ，若年期から混濁が出現する．格子状角膜ジストロフィは同じく *TGFBI* 遺伝子変異によるアミロイド沈着を特徴とし，格子状の混濁と再発性角膜びらんを呈する．フックス角膜内皮ジストロフィは角膜内皮細胞の障害により水疱性角膜症をきたす疾患で，中高年の女性に多い．

角膜ジストロフィの診断には，細隙灯顕微鏡検査，前眼部 OCT，遺伝子検査などが有用である．治療は病期に応じて，薬物治療や角膜移植などが選択される．近年は内皮移植術や再生医療の進歩により，低侵襲かつ効果的な治療の選択肢が広がりつつある．

角膜ジストロフィは希少疾患ではあるが，QOL や視機能に与える影響は大きい．病態解明と治療法開発のため，今後も遺伝子研究と臨床研究の発展が期待される．

角膜ジストロフィ(角膜変性症)とは

角膜ジストロフィは遺伝性・対称性・進行性・両眼性の角膜混濁疾患で，進行により視力低下をきたし失明に至ることがある．

角膜の構造と機能

角膜は，眼の最前面に位置する透明な組織で，5層の構造から構成されている．眼表面側(外側)から順に，角膜上皮層，ボーマン膜，角膜実質，デスメ膜，角膜内皮細胞層である．各層は，それぞれ特有機能を有する細胞と構造を持ち，角膜の透明性，形状の維持，外界からの微生物の侵入阻止など重要な役割を果たしている．角膜は，眼の屈折力の 2/3 を担っており，光を網膜に焦点を結ぶために不可欠な組織である．

角膜ジストロフィの分類

角膜ジストロフィは，国際角膜学会(International Committee for Classification of Corneal Dystrophies : IC3D)の分類によると，大きく以下の4つのカテゴリーに分けられる[1]．
1. 上皮性および上皮下病変を主体とする角膜ジストロフィ
2. ボーマン層病変を主体とする角膜ジストロフィ
3. 角膜実質病変を主体とする角膜ジストロフィ
4. 角膜内皮細胞層を病変の主体とする角膜ジストロフィ

である．

---

* Hideki FUKUOKA, 〒602-0841 京都市上京区河原町通広小路上る梶井町 465　京都府立医科大学眼科学教室，助教

上皮性および上皮下病変を主体とする角膜ジストロフィには Epithelial basement membrane dystrophy（EBMD）, Epithelial recurrent erosion dystrophy（ERED）, Subepithelial mucinous corneal dystrophy（SMCD）, Meesmann corneal dystrophy（MECD）, Lisch epithelial corneal dystrophy（LECD）, Gelatinous drop-like corneal dystrophy（GDLD）の6疾患, ボーマン層病変の主体とする Reis-Bucklers corneal dystrophy（RBCD）, Thiel-Behnke corneal dystrophy（TBCD）, Grayson-Wilbrandt corneal dystrophy（GWCD）の3疾患, 角膜実質を主体とする Lattice corneal dystrophy, type 1（LCD1）とそのバリアント（Ⅲ, ⅢA, Ⅰ/ⅢA, and Ⅳ）, Granular corneal dystrophy, type 1（GCD1）, Granular corneal dystrophy, type 2（GCD2）, Macular corneal dystrophy（MCD）, Schnyder corneal dystrophy（SCD）, Congenital stromal corneal dystrophy（CSCD）, Fleck corneal dystrophy（FCD）, Posterior amorphous corneal dystrophy（PACD）, Central cloudy dystrophy of François（CCDF）, Pre-Descemet corneal dystrophy（PDCD）の9疾患, 角膜内皮に病変の主体がある Fuchs endothelial corneal dystrophy（FECD）, Posterior polymorphous corneal dystrophy（PPCD）, Congenital hereditary endothelial dystrophy, type 1（CHED1）, Congenital hereditary endothelial dystrophy, type 2（CHED2）, X-linked endothelial corneal dystrophy（XECD）の疾患などがある.

角膜ジストロフィの疫学

角膜ジストロフィの有病率は, その疾患の種類によって大きく異なる. 最も頻度が高いのはフックス角膜内皮ジストロフィで, 欧米では40歳以上の人口の4%程度に認められ, 本邦では3.5%とされている[2]. 一方, 顆粒状角膜ジストロフィや格子状角膜ジストロフィは, 比較的稀な疾患であるがアジア人に多く, 人種や地域によっても, 有病率に差があることが知られている.

角膜ジストロフィの遺伝形式

角膜ジストロフィの多くは, 常染色体顕性遺伝（優性遺伝）の形式をとる. これは, 片方の親が異常な遺伝子を持っていれば, 子どもに50%の確率で受け継がれることを意味する. ただし, 同じ遺伝子異常を持っていても, 常染色体顕性遺伝（優性遺伝）の場合, 原因となる遺伝子変異をホモ接合体（両方の染色体に同じ変異がある状態）で持つか, ヘテロ接合体（片方の染色体にのみ変異がある状態）で持つかによって, 症状の現れ方や重症度が異なることが多い. ホモ接合体（homozygous）はヘテロ接合体（heterozygous）に比べて若年発症であることがあり, 症状や混濁の程度も強いことが多い. 一部の常染色体潜性遺伝（劣性遺伝）の角膜ジストロフィでは, ホモ接合体でのみ症状が現れる. ハプロタイプにより症状の現れ方や重症度には個人差があり, 一部のタイプでは, 常染色体潜性遺伝（劣性遺伝）や孤発例も報告されている.

角膜ジストロフィの症状

角膜ジストロフィは様々な症状を引き起こすが, 主としては羞明, 視力低下, 眼の異物感がある. 角膜ジストロフィにより角膜の透明性維持が失われると, まず眼外から入った光は散乱を引き起こし羞明をきたす. 角膜混濁は混濁が強くなると視力低下をきたす. また, ある角膜ジストロフィでは, 沈着物の角膜上皮から露出や上皮下の沈着により上皮間接着が脆弱となる. そのため, 上皮が繰り返しびらんとなる再発性角膜びらんに至ると眼の異物感や疼痛などの症状を呈する.

角膜ジストロフィの診断

1. 問診と家族歴の聴取

角膜ジストロフィが疑われた際は, まず問診が重要である. 症状の発症時期や程度, これまでの経過などを詳しく聴取する. また, 角膜ジストロフィは遺伝性疾患であるため, 血縁関係のある家

族内で同様の症状がないかを確認する．家族歴は，おおまかな遺伝形式を推定することができ，診断の手がかりになるだけでなく，遺伝カウンセリングを行ううえでも重要な情報である．

2．細隙灯顕微鏡検査・生体染色

角膜ジストロフィの診断に最も重要な検査は，眼科医が行う細隙灯顕微鏡検査である．角膜ジストロフィでは，角膜のある特定の層や領域に異常所見が認められる．そのため，細隙灯顕微鏡では混濁の場所に加え，その性状，血管新生が病変部に流入しているか，またその混濁の深さを見ることができる．角膜ジストロフィの臨床的な表現型を推定することができる．

加えてフルオレセイン染色を行うことにより，角膜上皮基底膜の状態や，再発性角膜びらんがあったかどうか，角膜上皮表面が不整かどうかなどの情報を得ることができる．

3．前眼部光干渉断層計(AS-OCT)

前眼部光干渉断層計は，特定の角膜層に病的沈着物を高解像度で非侵襲的に可視化することが可能である．角膜ジストロフィで異常沈着が生じたと思われる病変の位置や範囲を特定し把握することができる．

また角膜厚マップや角膜形状解析を加えることで，角膜厚を正確に測定することが可能である．角膜ジストロフィでは，角膜の肥厚や菲薄化が生じており参考になる．AS-OCT を用いて角膜厚を測定することで，病状の進行度を評価し，治療方針を決定する際の参考となる．この検査は，角膜ジストロフィの診断だけでなく経時的に鋭敏な変化を捉えたり，治療方針の決定にも役立つ．

4．スペキュラーマイクロスコピー

角膜内皮障害をきたすタイプの角膜ジストロフィでは，角膜内皮細胞密度の評価が診断に有用である．角膜内皮細胞密度は，スペキュラーマイクロスコピーを用いて測定する．フックス角膜ジストロフィでは典型的な guttae 所見の存在を確認できる．プレデスメ膜角膜ジストロフィでは角膜内皮付近の混濁はあるが，角膜内皮細胞密度は全く正常で guttae も認めないなどの所見を認める．

5．遺伝子検査

角膜ジストロフィの原因遺伝子が次々と同定されてきている．特に *TGFBI*(transforming growth factor-beta-induced)の遺伝子での変異で引き起こされるものが多く発見されている．*TGFBI* から生成されるタンパクは，Ⅰ型，Ⅱ型，Ⅳ型コラーゲンに結合し細胞-コラーゲン相互作用において重要な役割を果たす接着タンパク質として知られている．遺伝子検査での変異の確認は，2024年現在保険診療内で可能であり，角膜ジストロフィの確定診断に有用である．患者血液サンプルから DNA を抽出し，原因遺伝子の変異の有無を調べる．特にホットスポット変異と呼ばれ高頻度に認められる変異であり優先的に解析し，変異が見つからなければ他の部位の変異を解析する．遺伝子検査は侵襲が少なく，確実な診断が可能な検査であるが，現時点ではすべてのタイプの角膜ジストロフィの原因遺伝子が同定されているわけではない．

臨床的に比較的遭遇する頻度の高い角膜ジストロフィ(顆粒状角膜ジストロフィ，格子状角膜ジストロフィ，フックス角膜内皮ジストロフィ)について解説する．

1）顆粒状角膜ジストロフィ(図1，2)

顆粒状角膜ジストロフィは，常染色体顕性遺伝(優性遺伝)形式を示す角膜実質変性で，本邦で多く認められる角膜ジストロフィである．角膜瞳孔領部付近の上皮下から実質浅層にかけて境界鮮明な小顆粒やリング状の灰白色の混濁をきたす疾患である．病理学的には混濁に一致してヒアリン顆粒の沈着を認める．顆粒状角膜ジストロフィは1型と2型(Avellino型)に分類される．1型は *TGFBI* 遺伝子の R555W 変異であり，2型(Avellino型)は R124H 変異である．本邦においては大部分が2型の Avellino 型であることが知られている．ホモ接合体はヘテロ接合体よりも若年発症であり，30代頃にすでに混濁が強く，治療が必要に

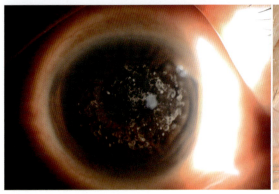
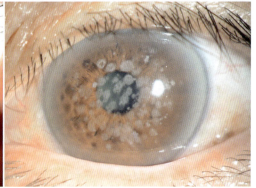

図 1.
a：顆粒状角膜ジストロフィ1型．1型は TGFBI 遺伝子の R555W 変異である．角膜瞳孔領域部付近の上皮下から実質浅層にかけて境界鮮明な小顆粒が主体であり，混濁を認める．
b：顆粒状角膜ジストロフィ2型(Avellino 型)．2型(Avellino 型)は TGFBI 遺伝子の R124H 変異である．角膜瞳孔領域部付近の上皮下から実質浅層にかけてリング状の灰白色の混濁が主体である．

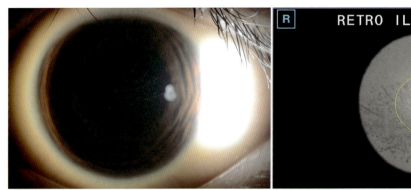
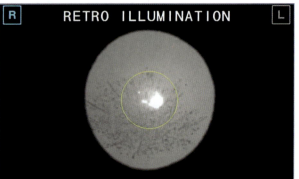

図 2. 10歳，男児
若年でもよく観察すると，初期の顆粒状角膜ジストロフィの所見が認められる．レトロイルミネーションで病変の可視化が可能である．

なるケースが多い．遺伝子解析によりホモ接合体かヘテロ接合体かを把握しておくことは，今後再手術が必要かに直結するため非常に重要である．自覚症状はヘテロ接合体では40歳頃から出現することが多いが，小児においても偶然に薄い角膜混濁として観察することができる．治療は混濁が強い，もしくは白内障手術を予定しており，手術に支障が生じると予想される場合，エキシマレーザーを用いた治療的表層角膜切除術を施行する．治療的表層角膜切除は標準では表層の50μmの切除となるが，術前の前眼部光干渉断層撮影により切除量の予測が可能である．角膜形状変化により遠視化することに注意を要する．

2）格子状角膜ジストロフィ(図3〜5)
格子状角膜ジストロフィは，TGFBI 遺伝子の変異により角膜実質にアミロイドが沈着する常染色体顕性遺伝(優性遺伝)の疾患である．細隙灯顕微鏡検査では，角膜実質に格子状の線状混濁を認める．混濁は，角膜中央部から周辺部に向かって放射状に広がり，次第に角膜全体に及ぶことが多い．進行に伴い，再発性の角膜びらんを生じやすくなる．その場合，生体染色にて角膜上皮の不整を認める．格子状角膜ジストロフィには複数のバリアントが存在し，原因となる TGFBI 遺伝子の変異部位によって分類されている．格子状角膜ジストロフィには複数のタイプが存在し，そのうち最も頻度が高いのが格子状角膜ジストロフィ1型(LCD1)で，TGFBI 遺伝子の R124C 変異によるものである．

格子状角膜ジストロフィのバリアントとして，

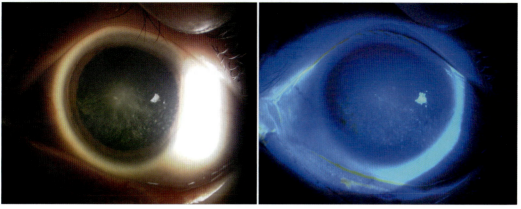

図 3. 格子状角膜ジストロフィ 1 型
細い線状の角膜混濁が角膜中央の中間層に放射状にあり、特徴的な所見を認める。
フルオレセイン染色にて上皮の不整を認める。

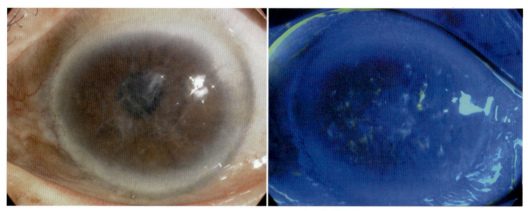

図 4. 格子状角膜ジストロフィ 3A 型
太い線状の角膜混濁が角膜中央の中間層に放射状にあり、上皮の不整を認める。

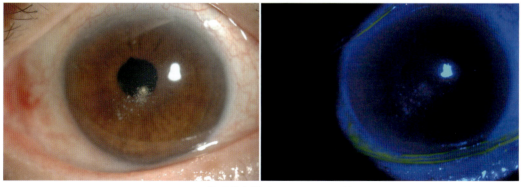

図 5. 格子状角膜ジストロフィ 4 型
角膜中央の実質深層に顆粒状の沈着物を認め、フルオレセイン染色で角膜表面は
全く正常である。

LCD3 型、3A 型、4 型などが代表的である。これらは、角膜混濁の形状や部位、発症年齢などの臨床所見に基づいて分類される。LCD3 型と 3A 型は、LCD1 と比較して角膜混濁の線が太く、50 歳以降に角膜中央の中間層に放射状に出現するのが特徴である。視力低下は比較的遅く、高齢になってから顕在化する。一方、LCD4 型は角膜深層の後部実質(デスメ膜直上)にアミロイド沈着を生じ

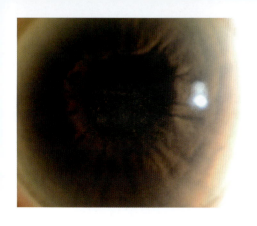
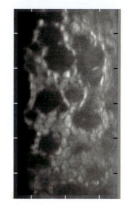

図 6.
フックス角膜内皮ジストロフィ
角膜中央後面の内皮面に色素沈着を伴う guttae の集簇を認める．スペキュラーマイクロスコピーにおいても多数の guttae を認める．

るのが特徴で，加齢とともに前方の実質にも及ぶ．LCD1 や 3 型と異なり，角膜びらんを生じにくい傾向があり，アミロイド沈着の部位の違いによる影響と考えられる．LCD4 型の原因変異は L527R であり，日本人に多いことから創始者効果の可能性が示唆されている．

バリアントの違いにより，発症年齢や混濁の形状，重症度などに違いがみられる．

再発性角膜びらんの治療は，軽症例では人工涙液や眠前の眼軟膏で角膜びらんの予防を図る．中等症以上では治療用コンタクトレンズの使用も考慮する．角膜混濁が高度で視力障害がある場合は，治療的表層角膜切除術や深層層状角膜移植術や全層角膜移植術の適応となる．ただし，術後再発のリスクがあるため，慎重な経過観察が必要である．

3) フックス角膜内皮ジストロフィ（図 6）

フックス角膜内皮ジストロフィは，角膜内皮細胞の障害により角膜浮腫をきたす疾患で，中高年の女性に好発する．常染色体顕性遺伝（優性遺伝）を示すことが多いが，孤発例も少なくない．

フックス角膜内皮ジストロフィの初期病変は角膜内皮の guttae で，細隙灯顕微鏡検査やスペキュラーマイクロスコピーで観察される．Guttae は最初に角膜中央部に出現し，次第に周辺部へと拡大する．徐々に角膜内皮細胞密度は低下し，角膜浮腫が生じるようになる．進行すると上皮浮腫や水疱性角膜症へと至る．前眼部光干渉断層撮影は角膜浮腫のモニタリングとして有用である．

自覚症状は霧視，羞明，眼痛などで，起床後が最も増悪し，夕方にかけて軽快する傾向がある．病期が進むと持続的な視力低下をきたす．

フックス角膜内皮ジストロフィの原因は多因子性と考えられており，複数の遺伝子変異との関連が示唆されている．早期発症型では COL8A2 遺伝子の変異，遅発型では TCF4 遺伝子の CTG 反復配列伸長や，ZEB1，SLC4A11，AGBL1 などの遺伝子変異との関連が報告されている．

治療は，初期では高張食塩水の点眼や軟膏で角膜浮腫を抑えるが，進行例では角膜移植の適応となる．近年は角膜内皮移植術（DSAEK，DMEK）や症例によってはデスメ膜剝離のみ行う方法（DWEK，DSO）など，より低侵襲な内皮手術が行われている．また，Rho kinase 阻害薬点眼や培養内皮細胞移入療法などによる内皮再生療法の開発[3]も進められており，今後の治療選択肢の拡大が期待されている．

文　献

1) Weiss JS, Møller HU, Aldave AJ, et al：IC3D classification of corneal dystrophies—edition 2. Cornea, **34**(2)：117-159, 2015.
   Summary 角膜ジストロフィに関する重要な国際的分類システムの提示．

2) 冨岡靖史，北澤耕司，福岡秀記ほか：Kyoto Glaucoma Cohort Study における Fuchs 角膜内皮ジストロフィの有病率．日眼会誌，**127**(9)：791-796, 2023.
   Summary フックス角膜内皮ジストロフィが Kyoto Glaucoma Cohort Study において有病率は 3.5％で，女性に多いと報告．

3) Kinoshita S, Koizumi N, Ueno M, et al：Injection of Cultured Cells with a ROCK Inhibitor for Bullous Keratopathy. N Engl J Med, **378**(11)：995-1003, 2018.
   Summary 培養ヒト角膜内皮細胞と ROCK 阻害剤の注入療法が，水疱性角膜症患者の角膜透明性と視力を改善．

特集／隠れた所見を見逃すな！眼科画像診断アトラス

前眼部悪性腫瘍を見逃さないためのポイント

柚木達也*

Key Words: 基底細胞癌(basal cell carcinoma), 脂腺癌(sebaceous gland carcinoma), 結膜上皮内腫瘍(conjunctival intraepithelial neoplasia), 扁平上皮癌(squamous cell carcinoma), MALT リンパ腫(MALT lymphoma), 悪性黒色腫(malignant melanoma)

Abstract: 前眼部悪性腫瘍は比較的稀な疾患であるため，十分な臨床経験を積むことが難しく，自信を持って診断できる医師は少ない．眼瞼や結膜は目立ちやすい部位であるため，まずは眼科クリニックを受診することが多い．そこで悪性腫瘍を疑うか疑わないかで予後を左右すると言える．治療のタイミングが遅れることで，重大な視機能障害や，場合によっては生命予後にも影響を及ぼす．したがって，悪性腫瘍を見逃さないためのポイントを日頃から整理しておく必要がある．本稿では，代表的な前眼部悪性腫瘍の診断のポイントについて解説させていただく．

はじめに

眼瞼，結膜に生じる前眼部悪性腫瘍は，直接観察できる部位に生じることが多いので，診察による臨床診断が重要である．一般眼科医に求められるのは，初診時の正確な診断名というより，視診や臨床経過から悪性腫瘍の可能性を疑うことだと思われる．タイミングを逃さずに病理検査や眼腫瘍専門医に紹介することが何より重要である．本稿では，眼瞼と結膜における悪性腫瘍の特徴と診断におけるポイントを解説させていただく．

前眼部腫瘍の良性と悪性の割合

前眼部の腫瘍は，母斑や疣贅，厳密には腫瘍とは言えない霰粒腫などを含めればその頻度は高く，多くは良性の腫瘍と思われる．良性腫瘍と悪性腫瘍の割合は，病理検査を行った症例に限れば，眼瞼腫瘍および結膜腫瘍ともに7〜8割が良性であったと報告されている[1]．しかしながら，視機能や整容面で問題がなく医療機関を受診しない場合や，受診しても未治療で経過観察となる場合，患者の主訴でなければあえて医師側が指摘しない場合もあり，良性腫瘍と考えられるときは切除しないことが多く，また切除しても病理診断しない施設も多い．したがって，良性腫瘍と悪性腫瘍の割合は正確には不明であるが，2割程度は悪性腫瘍であると考えておくのが無難である．

良性の眼瞼腫瘍と結膜腫瘍の種類と頻度

前眼部悪性腫瘍を疑うためには良性腫瘍の種類と頻度を把握しておく必要がある．眼瞼良性腫瘍は，母斑細胞性母斑，脂漏性角化症，囊胞の順に多く，これらの腫瘍で6〜7割程度を占めている[1)2]．結膜良性腫瘍は，母斑細胞性母斑，乳頭腫，囊胞の順に多く，これらの腫瘍が過半数を超える[1)3]．病理検査を行った症例のみというバイアスはかかるが，本邦の主要施設からの報告であり，実臨床の実態と同様と考えてよいと思われる．

---

* Tatsuya YUNOKI, 〒930-0194 富山市杉谷 2630 富山大学学術研究部医学系眼科学講座，講師／同大学附属病院眼科，診療准教授

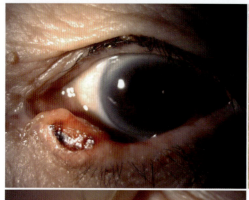
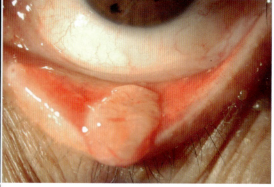
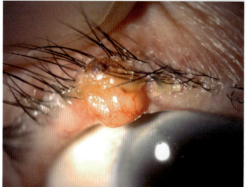

a	b
c	

図 1.
眼瞼脂腺癌
　a：下眼瞼の黄白色腫瘤で睫毛脱落と潰瘍を伴う．
　b：下眼瞼結膜に広がる黄白色腫瘤
　c：上眼瞼縁の不整な黄白色腫瘤であり血管集簇を伴う．

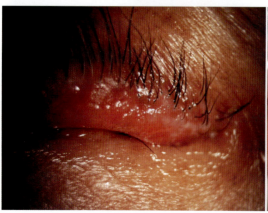
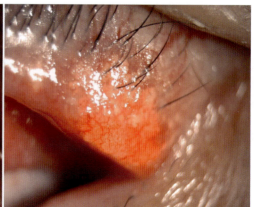

図 2．眼瞼脂腺癌のびまん性浸潤

眼瞼悪性腫瘍の特徴と種類

　眼瞼腫瘍の良性と悪性を見分ける総論的なポイントをいくつか挙げる．腫瘍の性状が不整であり，潰瘍や出血を伴うことや，瞼縁であれば睫毛が脱落したりする．また腫瘍が比較的短期間で増大しているときも注意が必要である．これらのサインがあれば悪性腫瘍を疑う根拠となる．他の医師に相談したり，経時的変化を判定するために顔写真やスリット写真をしっかりとっておくのが良い．眼瞼悪性腫瘍の種類として，最近の本邦からの報告では，脂腺癌 43.7％，基底細胞癌 35.9％であり，上位 2 つで 8 割ほどを占める[4]．この 2 つの腫瘍の特徴と鑑別診断を挙げることが眼瞼悪性腫瘍を診断するうえで非常に重要となる．

1．脂腺癌

　脂腺（主にマイボーム腺）から発生する黄白色の腫瘍である．下眼瞼より上眼瞼に多く，女性にやや多いという特徴がある．瞼縁，瞼結膜，皮下に病変があり，様々なバリエーションがある（図 1）．多くは不整な腫瘤であり，拡張蛇行した血管を有することが多い．霰粒腫として診断されることが

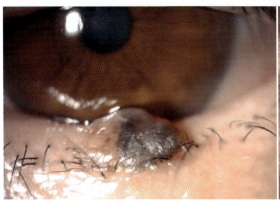
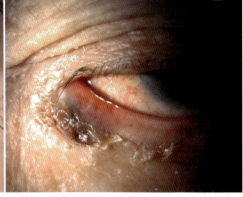

図 3. 下眼瞼の基底細胞癌

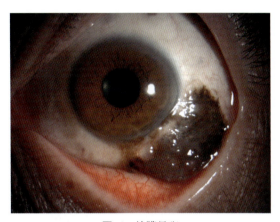
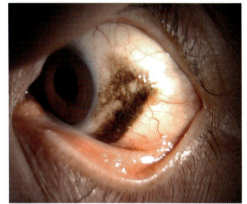

図 4. 結膜母斑　　　　　　　　　図 5. Primary acquired melanosis(PAM)

あるため，治りにくいときや60歳以上であるときは脂腺癌を疑って診療を行う必要がある．また，結節を作らずにびまん性浸潤をきたすことがあり，難治性の眼瞼炎の診断を受けることがある（図2）．軟膏などの治療で改善しない眼瞼炎様所見も脂腺癌を念頭に置く必要がある．他の脂腺系の腫瘍として脂腺腺腫や瞼板内角質囊胞などがあり，鑑別診断として挙げておくのが良い．

2．基底細胞癌

眼瞼皮膚から発生する腫瘍であり，高齢者の下眼瞼に多く，上眼瞼や内眼角にもときどきみられる．色素を伴うことが多いため，母斑や脂漏性角化症との鑑別が重要となる．悪性度は比較的低いので，増大スピードが緩徐なときや表面が平滑な症例などは診断が難しいことがある．多くの症例は不整な陥凹や異常血管を伴うことが多く，不整な黒色腫瘍を疑えば，まずは基底細胞癌を考える（図3）．脂腺癌と比べて転移のリスクが低いが，眼窩内浸潤や眼瞼に広範囲にわたった場合は，治療困難となるので早めに治療を行うべきである．

結膜悪性腫瘍の特徴と種類

結膜悪性腫瘍は上皮性と非上皮性腫瘍に分類され，上皮性の代表的な腫瘍は眼表面扁平上皮新生物（ocular surface squamous neoplasia：OSSN）と悪性黒色腫であり，非上皮性は悪性リンパ腫である．結膜悪性腫瘍のなかで悪性リンパ腫が半数以上を占め[1)5)]，そのほとんどが mucosa-associated lymphoid tissue(MALT)リンパ腫である．次に多いのが OSSN である．OSSN は結膜上皮内腫瘍（conjunctival intraepithelial neoplasia：CIN）と扁平上皮癌（squamous cell carcinoma：SCC）の総称であり，異型細胞が上皮内にとどまるものを CIN，基底膜を越えるものを SCC と呼ぶ．頻度としては高くはないが，色素性の腫瘍として悪性黒色腫がある．結膜母斑（図4）や primary acquired melanosis(PAM)（図5）との鑑別が重要になるとともに，これらが悪性黒色腫の母地になりうる[6)]．

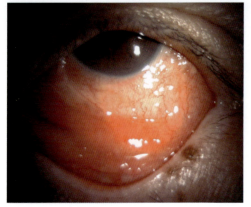

図 6. 下眼瞼円蓋部のサーモンピンク様の
MALT リンパ腫

1. MALT リンパ腫

　MALT リンパ腫は，サーモンピンク様の結膜腫瘤が球結膜，瞼結膜，円蓋部などに発生し，帯状，濾胞状などの隆起性の病変をきたすことが多い（図 6）．上方円蓋部病変は部位がわかりにくいことがあるので，広がりを確認するために必ず上眼瞼を翻転して観察する必要がある．両眼性のこともしばしばあるので注意が必要である．病理検査のみでは診断に苦慮することがあるので，フローサイトメトリーと免疫グロブリン遺伝子再構成検査を行い，総合的に判断して診断を行う．READ システムを用いて，専門家による総合的診断を受けるのも選択肢の 1 つである．

2. 結膜上皮内腫瘍（CIN），扁平上皮癌（SCC）

　比較的扁平な結膜腫瘤であり，CIN は主に輪部付近，SCC は結膜の様々な部位から発生する（図 7-a, b）．細隙灯顕微鏡所見として，腫瘍に流入する栄養血管があり，乳頭様増殖や異常角化する

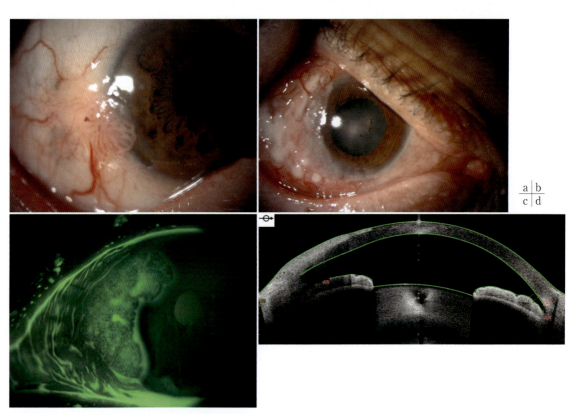

図 7. Ocular surface squamous neoplasia（OSSN）
　a：輪部に発生した結膜上皮内腫瘍（conjunctival intraepithelial neoplasia：CIN）
　b：結膜の扁平上皮癌（squamous cell carcinoma：SCC）であり，異常角化する
　　白色プラーク（leukoplakia）を伴う．
　c：b の症例のフルオレセイン染色所見
　d：b の症例の前眼部 OCT 所見

白色プラーク(leukoplakia)などが特徴的である(図7-b). フルオレセイン染色で角膜上皮への浸潤範囲が明瞭化され, さらに前眼部 OCT を用いることで角膜上皮浸潤の深さを診断することができるようになり, 切除範囲の決定に有用である(図7-c, d).

3. 悪性黒色腫

結膜の様々な部位から発生する黒褐色調の表面が平滑な腫瘤である(図8). 悪性度が高く, 増殖のスピードが速いことから, 早期の診断治療が重要となる. PAM や結膜母斑との鑑別が重要になるが, 厚みがあり, 増殖スピードが速い場合は悪性黒色腫を疑う. 上皮下への浸潤がみられ, 囊胞性病変を形成しにくいのが特徴である. 細隙灯顕微鏡下で黒褐色の組織下に囊胞がみられるものは母斑の可能性が高くなる[7]. 前眼部 OCT を用いることで囊胞の有無の診断が容易となる.

おわりに

前眼部悪性腫瘍を見逃さないためのポイントについて解説を行った. 視機能および生命を守るために, 診断のポイントと鑑別診断について日頃から整理しておくことが重要である.

文献

1) 小幡博人, 青木由紀, 久保田俊介ほか:眼瞼・結膜の良性腫瘍と悪性腫瘍の発生頻度. 日眼会誌, **109**:573-579, 2005.

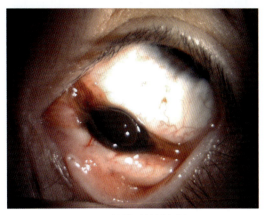

図 8. 結膜悪性黒色腫

2) 後藤 浩:本邦における悪性眼瞼腫瘍の現状と診断のポイント. 眼科, **65**(1):43-49, 2023.
3) 小幡博人:角結膜腫瘍総論. 知っておきたい眼腫瘍診療(大島浩一, 後藤 浩編). 医学書院, pp. 67-68, 2015.
4) Goto H, Yamakawa N, Komatsu H, et al:Epidemiological characteristics of malignant eyelid tumors at a referral hospital in Japan. Jpn J Ophthalmol, **66**(4):343-349, 2022.
5) 鈴木茂伸:眼腫瘍全国登録(Japan Collaborative Ocular Tumor Study group:J-COTS)の現状と課題. 日本眼腫瘍学会誌, **10**:26-31, 2021.
    Summary 本邦で登録された眼腫瘍の種類と頻度が詳細にまとめられている.
6) 後藤 浩:眼瞼・結膜腫瘍アトラス. 医学書院, p. 138, 2019.
    Summary 眼瞼・結膜腫瘍, 悪性腫瘍のほとんどの種類とバリエーションを網羅した著書である.
7) Shields CL, Belinsky I, Romanelli-Gobbi M, et al:Anterior segment optical coherence tomography of conjunctival nevus. Ophthalmology, **118**(5):915-919, 2011.

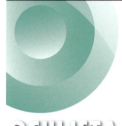

特集/隠れた所見を見逃すな！眼科画像診断アトラス

緑内障と紛らわしい疾患との鑑別

溝上志朗*

Key Words：緑内障(glaucoma)，緑内障性視神経症(glaucomatous optic neuropathy：GON)，光干渉断層計(optical coherence tomography：OCT)，神経線維層(nerve fiber layer：NFL)，網膜神経節細胞複合体(ganglion cell complex：GCC)

Abstract：緑内障性視神経症は眼底と視野に特徴的な所見を生じる疾患であり，最近では診断にOCTが必要不可欠である．緑内障のOCT所見は，神経線維の走行に沿った形態変化や，左右・上下非対称性変化などが特徴的であり，緑内障以外の疾患との鑑別に有用である．しかしながら緑内障とよく似たOCT所見を示す他の疾患もあることから，鑑別には眼底所見や視野所見との相応性の確認が重要である．

はじめに

緑内障とは視神経と視野に特徴的な変化を有する疾患と定義される．したがって，緑内障を診断するためには眼底検査，OCT，および視野検査などにより，特徴的な形態や機能の変化の鑑別が求められる．検査機器のなかでもOCTは，もはや緑内障診断に必要不可欠な機器となり，これまで鑑別が難しかった小乳頭や近視乳頭例の診断が容易となり，さらに発症間もない前視野緑内障の診断にも役立つ．

しかしながら，日常臨床では緑内障とよく似た所見でありながら緑内障ではない症例に遭遇することは稀ではなく，特にOCTの結果だけを鵜呑みにして緑内障を診断しようとすると思わぬ落とし穴にはまってしまうことも事実である．

本稿ではOCT緑内障診断のポイントについて述べてみたい．

OCT緑内障診断の基本

1．眼底，OCT，視野所見の相応性をチェックする

一般的に緑内障性視神経症では網膜神経節細胞の減少に伴い，乳頭周囲の神経線維層(nerve fiber layer：NFL)と黄斑周囲の網膜神経節細胞複合体(ganglion cell complex：GCC)に特徴的な菲薄化を呈し，GCCでは耳側の水平経線で分断されるtemporal raphe sign[1]がみられる．そして，それらの所見は多くの場合，検眼鏡的所見や眼底写真における視神経乳頭辺縁部の対応部位の菲薄化や，網膜の神経線維層欠損(nerve fiber layer defect：NFLD)としても観察される．また視野障害期の緑内障である場合，それらの所見が静的視野検査の結果と相応することが確認できる(図1)．

このような，OCT所見，検眼鏡的所見，および視野所見の相応性を確認することは緑内障と緑内障以外の疾患と鑑別するうえでとても重要である．

2．OCTの緑内障診断における有用性

OCTの最大の長所は，まだ眼底に顕在化して

---

* Shiro MIZOUE，〒791-0295　東温市志津川454　愛媛大学大学院医学系研究科眼科学講座，准教授

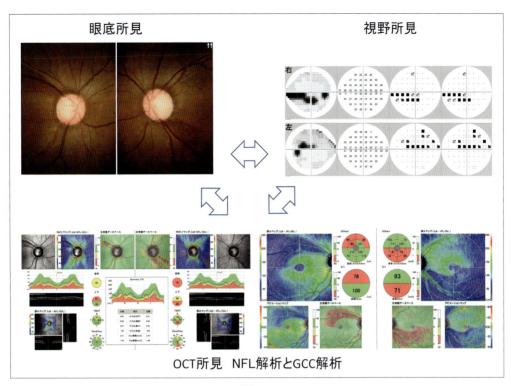

図 1.
緑内障診断には眼底,視野,OCT 所見の相応性の確認が重要

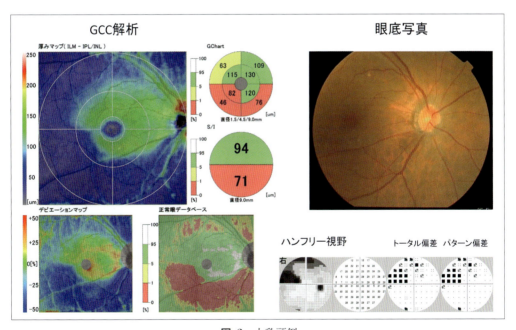

図 2. 小乳頭例
小乳頭では乳頭辺縁部の菲薄化がわかりにくいが,GCC の菲薄部と視野が相応している.

いない網膜の微細な形態変化を捉えられることである.とりわけ,前視野緑内障のような発症早期や,小乳頭(図 2),近視乳頭変化(図 3)を有する眼においては,検眼鏡や眼底写真によって乳頭辺縁部の特徴的変化や NFLD を捕捉することは極めて困難である.しかしながら,このような眼においても,網膜内層厚の異常性をいち早く捕捉できる OCT は緑内障診断に極めて有用である.

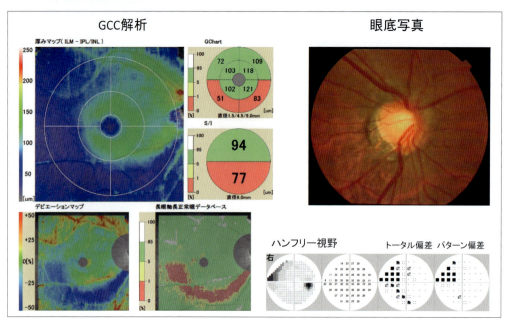

図 3. 近視乳頭例
近視乳頭では乳頭辺縁部の菲薄化がわかりにくいが，GCC の菲薄部と視野が相応している．

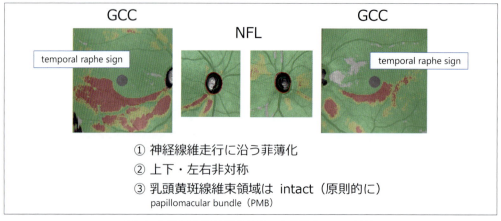

図 4. 初期緑内障性視神経症の典型的な OCT 所見

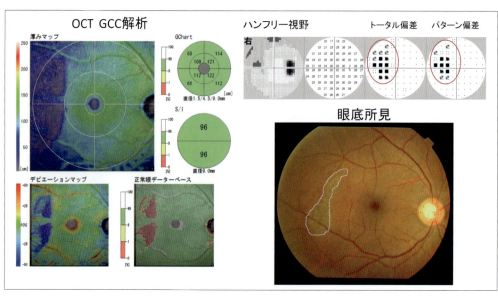

図 5. 網膜変性巣
GCC の菲薄部と視野感度低下部位は網膜変性巣（白点線囲み）と対応する．

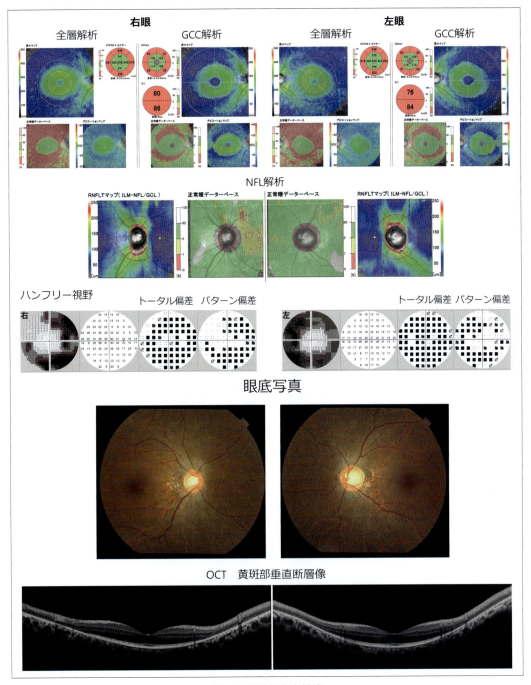

図 6. 網膜色素変性症
GCC は上下・左右対称性の障害であり,網膜外層の障害部と視野所見が相応する.

OCT で鑑別できる緑内障と紛らわしい疾患

初期緑内障に特徴的な OCT 所見(図 4)としては,NFL 解析,GCC 解析によって,①神経線維の走行に沿った形状変化,②形状変化の左右差と上下差,③原則的に乳頭黄斑線維束(papillomacular bundle:PMB)は障害されていないこと,などがある.

これらの形状変化は緑内障性視神経症の特徴である.網膜神経節細胞障害による網膜神経線維層の菲薄化や,進行様式を反映している.

したがって,これらの所見を満たしているか否

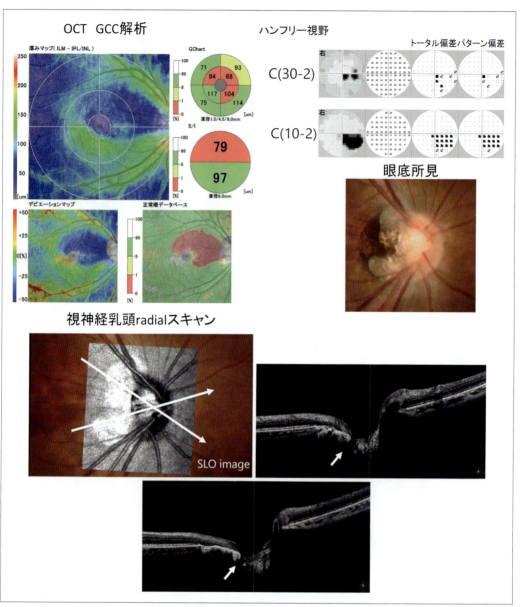

図 7. 視神経乳頭小窩(ピット)
GCC は PMB 領域が菲薄化しており,対応する傍中心暗点を認める.
視神経乳頭 radial スキャンにて篩状板の欠損部(矢印)が確認できる.

かが,緑内障と緑内障以外の疾患との鑑別の手がかりになりうる.

1. 網膜変性巣(図 5)

右眼網膜の黄斑耳側に不整形の灰白色の変性巣に一致した GCC 所見と,同部位に対応した視野変化を認めている.GCC 菲薄部の形状は神経線維の走行に沿っておらず視神経乳頭にも緑内障性変化を認めない.

2. 網膜色素変性症(図 6)

両眼の GCC 所見の菲薄部は左右・上下ともに対称であり,黄斑部を除く全層が菲薄化している.視神経乳頭には緑内障性変化はなく,菲薄部に一致して網膜変性症の所見と,同部位に対応した視野感度の低下を認める.

3. 視神経乳頭小窩(ピット)(図 7)

GCC 所見では緑内障では障害されにくい PMB 領域に限局した菲薄化を認め,視野では同部に対

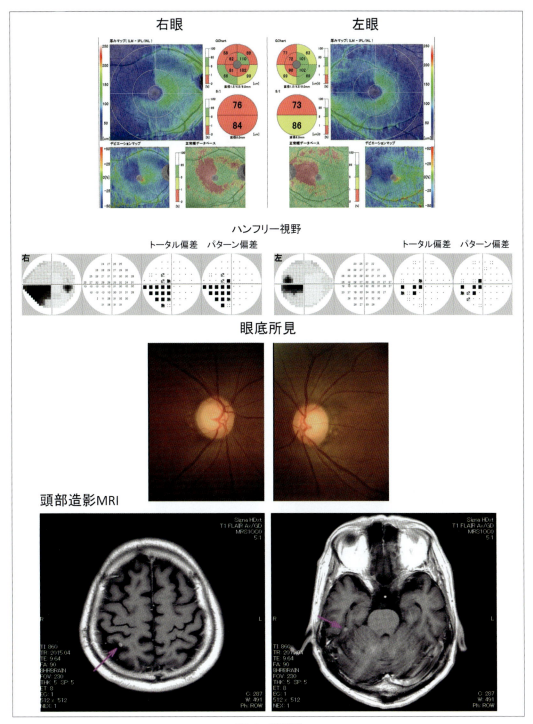

図 8. 脳腫瘍
GCC 所見では右眼は中心窩よりも耳側,左眼は鼻側の領域に限局した菲薄化を認め,視野は左下同名半盲を認める.頭部造影 MRI では右視放線上部の病変以外にも同様の腫瘍(矢印)が散在し,肺癌の脳転移と診断された.

応した傍中心暗点を生じている.視神経乳頭耳側縁に限局した陥凹,いわゆる小窩(ピット)を認める.OCT 乳頭 radial スキャンにて同部に一致した篩状板の欠損が確認できる.

4.脳腫瘍(図8)

GCC 所見では右眼は中心窩よりも耳側,左眼は

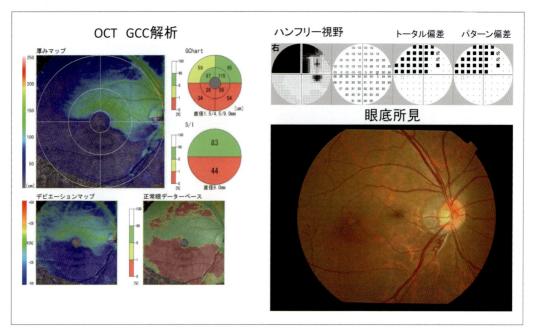

図 9. 網膜中心動脈分岐閉塞症
下方の GCC と視野変化は緑内障様の変化を示しているが，視神経乳頭下耳側に白鞘化した網膜動脈を認める．

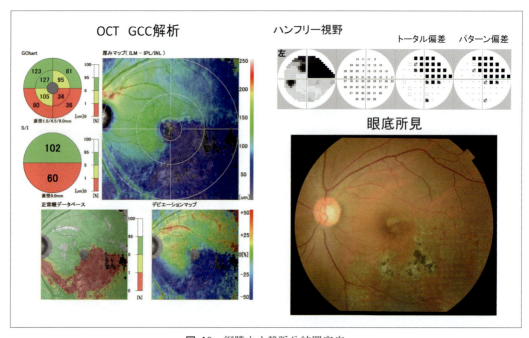

図 10. 網膜中心静脈分岐閉塞症
下方の GCC と視野変化は緑内障様の変化を示しているが，視神経乳頭下耳側に白鞘化した静脈とレーザー光凝固斑を認める．

鼻側の領域に限局した神経走行に沿わない菲薄化を認める．視野所見では左下同名半盲の所見を認める．頭部造影 MRI では半盲の責任病巣である右側頭葉の病変以外にも，同様の腫瘍が散在している．全身検索の結果，肺癌の脳転移と診断された．

陳旧性の脳梗塞後など外側膝状体以降の視路病変によっても GCC に菲薄化が生じることは過去にも報告されている[2]．

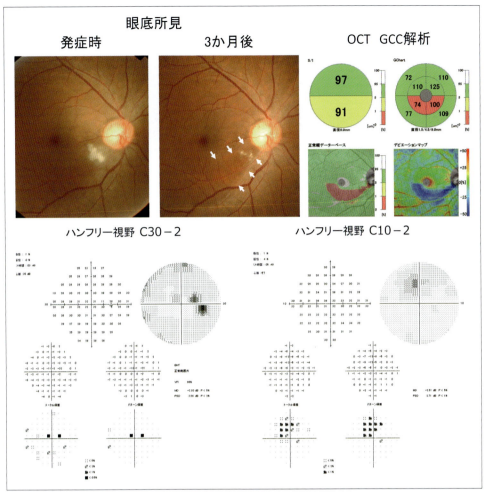

図 11. 軟性白斑消退後の網膜神経線維層欠損（NFLD）
眼底には NFLD（矢印）と GCC 解析では同部位の菲薄化を認め，対応した傍中心暗点を認める．発症時には下耳側に軟性白斑を認める．

OCT 所見だけでは緑内障との鑑別が難しい疾患

前述したように OCT における NFL, GCC の障害様式は緑内障と緑内障以外の疾患を鑑別する有用な手がかりを与えてくれる．しかしながら，緑内障とよく似た OCT 所見を認めながら緑内障以外の疾患である症例にも稀ならず遭遇するため注意が必要である．そのような症例を正しく診断するためには眼底所見の注意深い観察が求められる．

1. 網膜中心動脈分岐閉塞症（図 9）

GCC 所見では下方に神経走行に沿った菲薄化，temporal raphe sign を認める．視野所見では同部位に対応した緑内障様の感度低下を認める．眼底所見では，視神経乳頭下耳側の動脈の白鞘化と側副血管を認めている．

2. 網膜中心静脈分岐閉塞症（図 10）

GCC 所見では神経線維走行に沿った下耳側の菲薄化, temporal raphe sign を認める．視野所見では同部位に対応した上方の鼻側階段を伴う緑内障様の視野障害を認める．眼底写真では GCC の菲薄部に一致して，白鞘化した静脈と網膜レーザー光凝固術後の瘢痕を認める．

3. 軟性白斑消退後の網膜神経線維層欠損（NFLD）（図 11）

GCC 所見では神経線維走行に沿った下耳側の菲薄化, temporal raphe sign を認める．視野所見では同部位に一致して固視点上方に傍中心暗点が

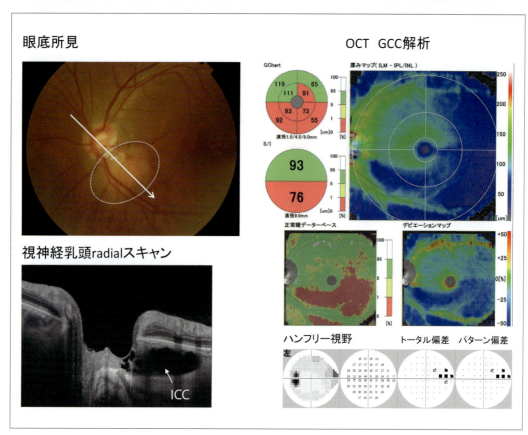

図 12. Intrachoroidal cavitation(ICC)
GCC 所見では下耳側に緑内障様の菲薄化と対応する視野障害を認める．視神経乳頭下耳側に黄白色の領域を認め，同部位の radial スキャンにより，ICC が認められる．

確認できる．発症時の眼底写真では視神経乳頭下耳側に軟性白斑を認める．全身検査の結果，血圧 176/123 mmHg であり高血圧網膜症と診断された．治療による血圧の正常化に伴い，軟性白斑は消退したが同部位の GCC は障害されている．軟性白斑により同部位における軸索流に障害が生じ，網膜神経節細胞死，NFLD が形成され，視野障害が生じるとされている[3]．

4．Intrachoroidal cavitation(ICC)（図 12）

GCC 所見では神経線維走行に沿った下耳側の菲薄化，temporal raphe sign を認める．眼底所見では視神経乳頭下耳側に黄白色の領域を認め，同部位の radial スキャンにより，intrachoroidal cavitation(ICC)が認められる．ICC は長眼軸眼に合併することが多く，同部位で網膜内層構造が解剖学的に不連続性を生じることで，緑内障とよく似た視野変化をきたすことが知られている[4)5]．

おわりに

緑内障と紛らわしい疾患の鑑別方法について概説した．正しく鑑別するには OCT 所見だけではなく，眼底所見，視野所見との相応性を確認することが重要である．

文　献

1) Lee J, Kim YK, Ha A, et al：Temporal Raphe Sign for Discrimination of Glaucoma from Optic Neuropathy in Eyes with Macular Ganglion Cell-Inner Plexiform Layer Thinning. Ophthalmology, **126**：1131-1139, 2019.
   Summary　緑内障では網膜内層の厚みが耳側縫線(temporal raphe)の上下で非対称性になることを示した文献．
2) Tanito M, Ohira A：Hemianopic inner retinal

thinning after stroke. Acta Ophthalmol, **91**：e237-e238, 2013.

3）Chui TY, Thibos LN, Bradley A, et al：The mechanisms of vision loss associated with a cotton wool spot. Vision Res, **49**：2826-2834, 2009.

4）Shimada N, Ohno-Matsui K, Yoshida T, et al：Characteristics of peripapillary detachment in pathologic myopia. Arch Ophthalmol, **124**：46-52, 2006.

5）Okuma S, Mizoue S, Ohashi Y：Visual field defects and changes in macular retinal kganglion cell complex thickness in eyes with intrachoroidal cavitation are similar to those in early glaucoma. Clin Ophthalmol, **29**：1217-1222, 2016.

特集/隠れた所見を見逃すな！眼科画像診断アトラス

視神経乳頭疾患を診察するときのポイント

大久保真司*1　宇田川さち子*2

Key Words：乳頭黄斑距離/乳頭径比(disc-macula distance/disc diameter ratio：DM/DD ratio)，乳頭腫脹(disc swelling)，うっ血乳頭(choked disc or papilledema)，視神経炎(optic neuritis)，圧迫視神経症(compressive optic neuritis)

Abstract：視神経乳頭所見は，視神経疾患を診断するうえでとても重要な所見である．視神経乳頭の大きさ，色調，形状，乳頭周囲の所見に注意しながら観察する必要がある．特に乳頭が腫脹している場合は視神経炎や頭蓋内圧亢進などの緊急性を要する頭蓋内疾患の重要なサインであることも多く，眼科医の役割は重要である．初期の乳頭腫脹の検出にはOCTが有用である．一方，陥凹をきたす疾患は緑内障以外にも多くあり，そのなかでも特に圧迫視神経症を見逃がさないことが重要である．緑内障では，リムの菲薄化が蒼白部分より先行するが，圧迫視神経症ではリムが蒼白化する．また，乳頭所見と視野の対応に疑わしい点があれば，圧迫視神経症を疑う必要がある．

はじめに

眼底検査による視神経乳頭所見は，光干渉断層計(optical coherence tomography：OCT)などの画像検査が発達・普及した現在においても視神経疾患を診断するために必ず必要な検査および所見である．視神経乳頭を観察するポイントとして，視神経に異型性がないか，色調がどうであるかなどの平面的な情報だけでなく，視神経乳頭が隆起しているか，あるいは陥凹がないかといった立体的な評価をする必要がある．その際にOCTの併用も有用であり，OCTで乳頭の立体的構造の把握や乳頭周囲網膜神経線維層厚(circumpapillary retinal nerve fiber layer：cpRNFL)の評価が可能である．乳頭の腫脹は，軽度の場合は検眼鏡的に見逃がす可能性があるが，OCTのcpRNFLで軽度の腫脹が検出できることがある．視神経炎やうっ血乳頭を疑った場合，cpRNFLを確認しておくことが望ましい．視神経乳頭の立体的な観察にはステレオ眼底写真が役立つ．

視神経乳頭所見観察のポイント

視神経乳頭を評価する際には，大きさ，色調，乳頭の腫脹や陥凹の有無や程度，乳頭周囲所見に注意して観察する必要がある．

1．視神経乳頭の大きさ

緑内障の視神経症を評価する際に，大きな視神経乳頭では陥凹を過大評価し，小さな乳頭では陥凹を過小評価しやすい．したがって，乳頭陥凹が緑内障性か否かを判断する際には，乳頭の大きさを念頭に置くことが重要である．眼底検査において乳頭の本当の大きさを測定することは眼軸長や屈折状態にも左右されるために困難である．視神経乳頭中心から黄斑部中心窩までの距離はおよそ

---

*1 Shinji OHKUBO, 〒920-0811　金沢市小坂町西97-1　おおくぼ眼科クリニック，院長/〒920-8641　金沢市宝町13-1　金沢大学医薬保健研究域医学系眼科学，臨床教授(学外)
*2 Sachiko UDAGAWA, 同眼科学

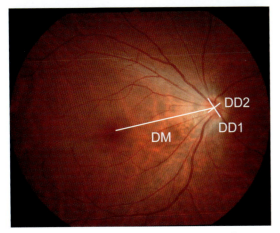

図 1. 乳頭の縦径と横径を考慮した乳頭黄斑距離/乳頭径比(DM/DD 比)
DM は乳頭中心と黄斑中心窩の距離で,乳頭径 DD は乳頭長軸径 DD1 と直交する乳頭短軸径 DD2 の平均 DD1＋DD2/2 で表す.

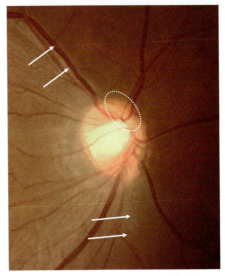

図 2. 右上方視神経乳頭部分低形成
上方から鼻側にかけて広範な網膜神経線維層欠損(白矢印)と,上鼻側に double ring sign がみられる(白点線).

一定とされているので,臨床的に乳頭の大きさの評価に乳頭中心から黄斑中心窩までの距離(disc-macula distance:DM)と乳頭径(disc diameter:DD)の乳頭黄斑距離/乳頭径比(DM/DD 比)が用いられる.通常この比は 2.4～3.0 の間であるので,それより小さい場合は大きな乳頭,大きい場合は小さな乳頭と評価する[1].Wakakura ら[2]は,乳頭の横径と縦径を考慮した DM/DD 比を推奨し,この比の値が 3.2 以上を小乳頭,2.2 以下を巨大乳頭としている(図 1).いずれの方法でもおおまかに乳頭黄斑距離の間に視神経乳頭が 2 個入らなければ大きな乳頭,3 個以上入る場合は小乳頭と判断できる.

2. 視神経乳頭の色調

視神経乳頭の色(リムの色)は一般的に赤みを帯びたクリーム色であるが,赤色が強いものから白色に近いものまで個体差が大きい.正常眼では,通常中央には白色の様々な程度の生理的な陥凹がある.乳頭が発赤している場合,乳頭の浮腫,炎症やうっ血乳頭などを疑う必要がある.また,乳頭が蒼白の場合は視神経萎縮を疑う.蒼白浮腫がみられる場合は,前部虚血性視神経症(anterior ischemic optic neuropathy:AION)を疑う.

3. 視神経乳頭の形状
    (腫脹しているか? 陥凹しているか?)

乳頭の形状を見る場合,乳頭自体が腫脹,突出しているか否か? あるいは,陥凹していないかを評価する必要がある.原因を問わず,視神経乳頭が腫れている場合を乳頭腫脹(disc swelling)といい,頭蓋内圧亢進に伴う視神経乳頭の腫脹をうっ血乳頭(choked disc or papilledema)という.乳頭の陥凹拡大は,主に緑内障でみられるが,コロボーマのように乳頭周囲領域も含めた陥凹がみられる場合もある.軽度のコロボーマやピットなどは乳頭内に陥凹があることもある.

4. 乳頭周囲所見

乳頭出血や乳頭周囲脈絡膜網膜萎縮(parapapillary atrophy:PPA)の有無を確認する.Double ring sign は,視神経乳頭周囲の橙色の ring と乳頭縁とあわせて二重のリングにみえることから名づけられた視神経低形成でみられる所見である(図 2).リング外周は強膜と篩状板の境界で本来の視神経の大きさを示し,リング内側は篩状板の上に網膜・網膜色素上皮が存在し,リング内周の乳頭部に達している[3].

また病的に乳頭周囲の網膜神経線維に網膜神経節細胞の軸索である網膜神経線維のうっ滞などにより浮腫混濁を生じることがある.判断が難しいが,偽乳頭浮腫とうっ血乳頭などの病的な疾患との鑑別に有用である.

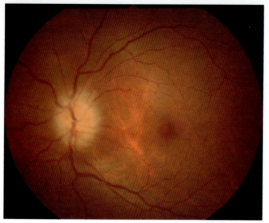

図 3. 左抗 MOG 抗体陽性視神経炎
視神経乳頭が腫脹し，境界不明瞭となっている．

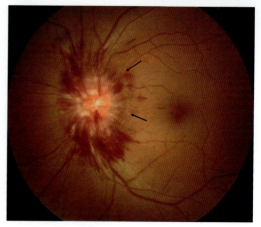

図 4. 左うっ血乳頭
乳頭腫脹は著明であるが，中心陥凹は保たれている．乳頭縁に平行な Paton's line がみられる（黒矢印）．

視神経乳頭所見からの鑑別

視神経に炎症，循環障害，栄養障害，圧迫などの何らかの侵襲が加わった場合に，急性期において視神経乳頭に近い侵襲の場合，視神経乳頭に腫脹をきたすことが多いが，視神経乳頭から離れた場所での侵襲の場合，検眼鏡的には変化がみられない．したがって，特に急性期において視神経乳頭所見に検眼鏡的に異常がみられなくても視神経疾患を除外することはできない．対光反射，視力，中心フリッカー値，視野などの視機能評価も参考に判断し，必要に応じて CT や MRI などの画像検査も用いて鑑別を行う．乳頭の異常は，頭蓋内疾患発見のきっかけになることが多く，眼科医の役割は重要である．

1．乳頭が隆起または乳頭腫脹をきたす疾患

もともと視神経乳頭が隆起している乳頭形状の異常か，視神経乳頭が腫れているのかの鑑別が必要である．視神経乳頭腫脹をきたす疾患としては，視神経乳頭炎や視神経網膜炎などの炎症性疾患，うっ血乳頭，前部虚血性視神経症，網膜中心静脈閉塞症，糖尿病乳頭症，高血圧性網膜症などの循環障害，圧迫視神経症，中毒性視神経症など多彩な疾患がある．両側性の乳頭腫脹を見た場合には，うっ血乳頭，偽乳頭浮腫，視神経乳頭炎（小児），レーベル遺伝性視神経症の急性期などをまず考える必要がある[4]．

鑑別のためには，年齢，臨床経過，視機能，片眼性か両眼性か，基礎疾患の有無や随伴症状などを確認する必要がある．頻度が高く，重要な疾患はうっ血乳頭，視神経乳頭炎，前部虚血性視神経症がある．

1）視神経炎（視神経乳頭炎）

視神経炎の病態は，動物実験により神経線維を包んでいる髄鞘に炎症が生じ，脱髄が起こり，軸索および網膜神経節細胞が障害されることが報告されている[5]．視神経炎において，乳頭に発赤腫脹や乳頭浮腫を呈していれば乳頭炎，呈していなければ球後視神経とされる．日本の多施設研究の報告[6]において乳頭腫脹は，抗 MOG 抗体陽性例（図 3）では 77％ に対して，抗 AQP4 抗体陽性例では 34％ と低く，乳頭腫脹をきたしていなくても視神経炎を疑う必要がある．視神経乳頭炎では，乳頭が腫脹し，網膜静脈の怒張などがみられる．視神経線維の腫脹や滲出のため乳頭面は混濁し，乳頭の境界は不明瞭となる．乳頭の腫脹は，軽度の場合は検眼鏡的に見逃がすことがあるが，OCT の cpRNFL で軽度の腫脹が検出できることがある．視神経炎やうっ血乳頭を疑った場合，cpRNFL を確認しておくことが望ましい．また対光反射，特に相対的瞳孔求心路障害などの評価は重要である．

2）うっ血乳頭

頭蓋内圧亢進によって，篩状板部視神経の軸索輸送が停滞して前篩状板部で軸索内浮腫が起こ

り，うっ血乳頭が生じるとされている[7]．初期には，耳側を除く乳頭辺縁が不明瞭になるが，中心の陥凹は保たれている．軸索腫脹が増悪し，二次的に網膜静脈の灌流障害，血液漏出，細胞外水分貯留が生じると，乳頭全周に発赤腫脹が著明になり，網膜静脈の拡張・蛇行，乳頭上および周囲に表在性出血や軟性白斑がみられるようになる[7]．乳頭縁に平行な Paton's line と呼ばれる網膜皺がみられることがある(図4)．進行すると中心陥凹も不明瞭となっていく．慢性期になると乳頭の腫脹は減弱していき，乳頭は赤みを失い，腫脹はなくなり，最終的には視神経萎縮となる．

初期の視力は良好に維持され，視野検査にてマリオット盲点の拡大がみられる程度である．頭蓋内圧亢進が継続すると神経線維欠損型の視野異常や周辺視野狭窄を呈し，視力低下もきたす．うっ血乳頭は早期にはあまり視機能障害をきたさないが，治療が遅れると不可逆的な視機能障害を残す疾患であり，また緊急性を要する頭蓋内疾患の重要なサインである．そのため，うっ血乳頭の早期発見・診断は眼科医の重要な使命である．

3）偽性うっ血乳頭（偽乳頭浮腫）

偽乳頭浮腫は，初期のうっ血乳頭同様，視機能が比較的良好でマリオット盲点の拡大がみられ，基本的に両側の視神経乳頭の辺縁が不明瞭で隆起している．しかし，通常うっ血乳頭初期では乳頭中心陥凹が保たれているのに対して，偽乳頭浮腫では乳頭中心陥凹が消失している(図5)．うっ血乳頭では網膜神経線維のうっ滞などにより乳頭周囲の網膜神経線維の浮腫混濁がみられるが，乳頭周囲の網膜神経線維は透明である．乳頭部主管血管に3分枝以上の多分枝異常がみられることもある．偽乳頭浮腫は視神経乳頭ドルーゼンや小乳頭などの先天異常でみられる[8]．

4）前部虚血性視神経症（AION）

前部虚血性視神経症は，高血圧，糖尿病，貧血，ショック，小乳頭などの全身または局所の循環障害をきたしうる基礎疾患がベースとなる非動脈炎性前部虚血性視神経症（non-arteritic AION：

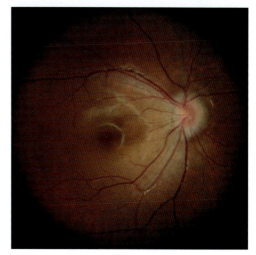

図 5．右偽乳頭浮腫
乳頭の辺縁が不明瞭で隆起している．
中心陥凹は消失している．

NAION）と巨細胞性動脈炎（側頭動脈炎）などの全身性血管炎に併発する動脈炎性前部虚血性視神経症（arteritic AION：AAION）がある．

a）非動脈炎性前部虚血性視神経症（NAION）[9]

NAION は，片眼の視力・視野障害で突然発症する．発症は起床時にみられることが多い．AAION や視神経炎と異なり，頭痛や眼球運動時痛を伴うことはない．視神経乳頭所見は，境界不明瞭で乳頭周囲に火炎状出血を伴った浮腫状の腫脹をきたすことが多く，色調は蒼白で蒼白浮腫と呼ばれているが，典型的でない乳頭腫脹も多くみられる（図6）．僚眼の小乳頭を高頻度に認める．小乳頭で，C/D 比が小さい視神経乳頭は神経線維が密集しているため（crowded disc），虚血になりやすく disc at risk と言われ，NAION 患者の僚眼の80～90％にみられ，特に50歳以下の NAION 患者で頻度が高いとされている[9]．乳頭腫脹があると小乳頭の診断は困難なことがあり，僚眼の視神経乳頭を評価することは重要である．

b）動脈炎性前部虚血性視神経症（AAION）[9]

高齢者に急激な片眼または両眼の視力・視野障害で発症する．前駆症状として，一過性黒内障や複視を自覚していることもある（30％）[9]．側頭動脈領域の自発痛，圧痛，頭痛，顎跛行（食べ物を嚙んだり，しゃべったり，顎の筋肉を動かすと痛い症状）を伴ったり，全身倦怠感，発熱，体重減少，

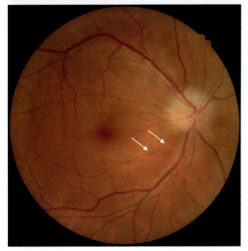
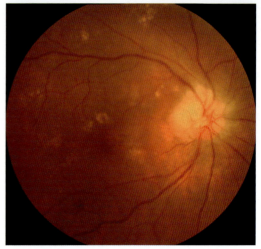

図 6. 右非動脈炎性前部虚血性視神経症
視神経乳頭上方が浮腫状の腫脹をきたし、境界不明瞭となっている。耳下側に緑内障による網膜神経線維層欠損もみられる（白矢印）。

図 7. 右動脈炎性前部虚血性視神経症
乳頭上方に蒼白浮腫がみられる。側頭動脈生検で側頭動脈炎と診断された。

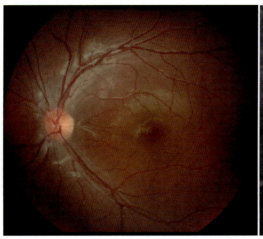
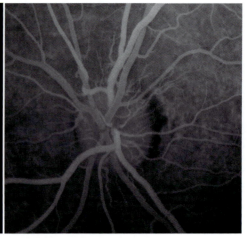

a|b　図 8. 左レーベル遺伝性視神経症（急性期）
　a：眼底写真．視神経乳頭の軽度発赤，乳頭周囲の神経線維の軽度腫脹，乳頭周囲毛細血管拡張がみられる．
　b：フルオレセイン蛍光眼底造影検査．蛍光漏出はみられない．

食欲不振などの全身症状の既往や合併がみられることがある[9]ので，意識して十分な問診を行うことが重要である．視神経乳頭所見は，境界不明瞭で高度浮腫状となっており，色調は蒼白で蒼白浮腫と呼ばれている（図 7）．乳頭周囲に火炎状出血を伴うこと，網膜の微小循環障害が合併し軟性白斑がみられることや，網膜中心静脈閉塞を合併することもある．疑った場合は，速やかに血沈とCRP（C反応性蛋白）の測定を行う．

5）レーベル遺伝性視神経症[10]

ミトコンドリア遺伝子変異による両眼性の亜急性の視神経症である．母系遺伝形式をとるが，孤発例もある．急性期には，視神経乳頭の発赤，乳頭周囲の神経線維の腫脹，フルオレセイン蛍光眼底造影検査で漏出のみられない乳頭周囲毛細血管拡張がみられる（図 8）．初期では，対光反射に異常がみられないこともある．慢性期には，乳頭黄斑線維束を中心に様々な程度の蒼白化を伴う視神

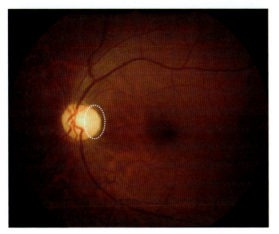

図 9. 左圧迫視神経症(頭蓋咽頭腫)
耳側のリムが蒼白化している(白点線).
両耳側半盲を呈し,頭蓋咽頭腫が視交叉
を上方から圧迫していた.

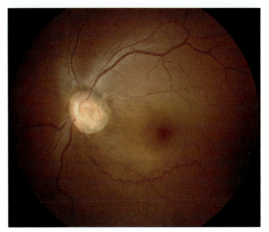

図 10. 左視神経コロボーマ
乳頭下方の辺縁部が欠損し,乳頭周囲組織の欠損の広がりと関連し乳頭が大きくみえる.網膜血管の起始部は,正常眼では乳頭中心部にみられるが,コロボーマでは乳頭辺縁に複数に分かれて存在する.この症例では腎萎縮がみられ,*PAX2*遺伝子の異常が同定され,腎コロボーマ症候群と診断した.

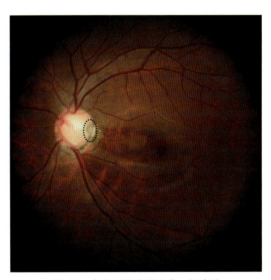

図 11. 左先天性乳頭小窩＋緑内障
乳頭耳側に小窩(pit)(黒点線)がみられ,対応する乳頭黄斑線維束に網膜神経線維層欠損がみられ,それに対応する視野障害がみられた.下耳側に緑内障性の網膜神経線維層欠損もみられる.

経萎縮を呈する[10].萎縮期に陥凹拡大をきたすことがあるとされているが,正常眼圧緑内障に比べて陥凹が浅いとされている[11].

2.陥凹をきたす疾患

1)緑内障

緑内障眼にみられる最も臨床的に認識されている構造的変化は,視神経乳頭の全体的または局所的なリムの菲薄化および視神経乳頭陥凹の三次元的な拡大である.また,局所的な変化であれば視神経乳頭変化に対応する部位に網膜神経線維層欠損がみられる.診断の際は,陥凹の大きさは,乳頭の大きさに左右されるので,陥凹よりもむしろリムの菲薄化に注目する.

2)緑内障以外で陥凹をきたす疾患

顕性遺伝性(常染色体優性)視神経萎縮症,AAIONの慢性期,圧迫視神経症,梅毒,メチルアルコール中毒,放射線視神経症,脱髄性視神経炎などで時に緑内障様陥凹拡大をきたす[12].このなかで,臨床的に圧迫視神経症を見逃がさないことが重要である.緑内障では,陥凹形成(リムの菲薄化)が蒼白部分より先行するが,圧迫視神経症ではリムが蒼白化する(図9).また,乳頭所見と視野の対応に疑わしい点があれば,圧迫視神経症を疑う必要がある.

3)乳頭形成異常による陥凹

コロボーマは眼組織の先天性欠損である.視神経コロボーマは乳頭下方の辺縁部が欠損し,乳頭周囲組織の欠損の広がりと関連し乳頭が大きくみえる(図10).先天性乳頭小窩では,対応する位置に網膜神経線維層欠損がみられ,それに対応する視野障害がみられることがある(図11).

3．その他

視神経乳頭に一見異常がなくても，患者の訴えに耳を傾けて，対光反射や視力・視野検査，OCTなどを行い，頭蓋内疾患などが疑われる場合は，MRIやCTなどの検査を考慮する必要がある．

まとめ

視神経疾患を診断するうえで，視神経乳頭部の観察はとても重要である．観察のポイントとしては，視神経乳頭の大きさ，色調，形状，乳頭周囲所見である．特に乳頭が腫脹している場合は視神経炎や頭蓋内圧亢進などの緊急性を要する頭蓋内疾患の重要な所見であることも多く，眼科医の役割は重要である．初期の乳頭腫脹の検出にはOCTが有用である．また，頭蓋内疾患があっても，視神経乳頭には一見異常がない場合もあり，年齢，臨床経過，視機能，基礎疾患の有無や随伴症状などを確認して診断する必要がある．

文　献

1) 日本緑内障学会緑内障診療ガイドライン改訂委員会：緑内障診療ガイドライン（第5版）．日眼会誌，**126**(2)：85-177，2022．

2) Wakakura M, Alvarez E：A simple clinical method of assessing patients with optic nerve hypoplasia. The disc-macular distance to disc diameter ratio(DM/DD). Acta Ophthalmol, **65**(5)：612-617, 1987.

3) Mosier MA, Lieberman MF, Green WR, et al：Hypoplasia of the optic nerve. Arch Ophthalmol, **96**(8)：1437-1442, 1978.

4) 敷島敬悟：視神経乳頭の腫脹をみたら．眼科診療プラクティス87　視神経乳頭のみかた（東　範行編）．文光堂，pp.68-69，2002．

5) Shindler KS, Ventura E, Dutt M, et al：Inflammatory demyelination induces axonal injury and retinal ganglion cell apoptosis in experimental optic neuritis. Exp Eye Res, **87**(3)：208-213, 2008.

6) Ishikawa H, Kezuka T, Shikishima K, et al：Epidemiologic and Clinical Characteristics of Optic Neuritis in Japan. Ophthalmology, **126**(10)：1385-1398, 2019.
   Summary　日本の多施設共同研究による視神経炎の疫学や特徴がまとめられた論文であり，抗AQP4抗体陽性や抗MOG抗体陽性視神経炎を含む日本の視神経炎の特徴がわかる．

7) Xie JS, Donaldson L, Margolin E：Papilledema：A review of etiology, pathophysiology, diagnosis, and management. Surv Ophthalmol, **67**(4)：1135-1159, 2022.
   Summary　うっ血乳頭に関して，病因や病態生理から診断，管理まで詳細にまとめられたreview論文．うっ血乳頭に関してより詳細に知りたい先生にはお勧めの文献．

8) Sibony PA, Kupersmith MJ, Kardon RH：Optical Coherence Tomography Neuro-Toolbox for the Diagnosis and Management of Papilledema, Optic Disc Edema, and Pseudopapilledema. J Neuroophthalmol, **41**(1)：77-92, 2021.

9) Salvetat ML, Pellegrini F, Spadea L, et al：Non-Arteritic Anterior Ischemic Optic Neuropathy(NA-AION)：A Comprehensive Overview. Vision, **7**(4)：72, 2023.
   Summary　非動脈炎性前部虚血性視神経症の病因，病態生理，危険因子，鑑別診断を含めた診断，管理などがまとめられたreview論文．動脈炎性前部虚血性視神経症や乳頭炎などとの鑑別診断をまとめたTable 2は，重要項目が非常にわかりやすくまとめられている．

10) 中村　誠，三村　治，若倉雅登ほか：Leber遺伝性視神経症認定基準．日眼会誌，**119**(5)：339-346，2015．

11) Mashima Y, Kimura I, Yamamoto Y, et al：Optic disc excavation in the atrophic stage of Leber's hereditary optic neuropathy：comparison with normal tension glaucoma. Graefes Arch Clin Exp Ophthalmol, **241**(2)：75-80, 2003.

12) Ambati BK, Rizzo JF 3rd：Nonglaucomatous cupping of the optic disc. Int Ophthalmol Clin, **41**(1)：139-149, 2001.

Monthly Book

OCULISTA
オクリスタ

2018.**3**月増大号
No. **60**

進化するOCT活用術
―基礎から最新まで―

編集企画
辻川明孝 京都大学教授
2018年3月発行　B5判　134頁　定価5,500円（本体5,000円+税）

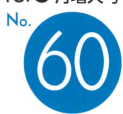

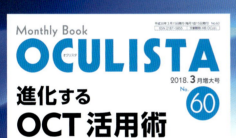

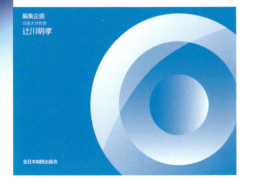

いまや眼科診療に欠かせない存在となったOCT。
進化を続けるOCT活用術の基礎から応用まで、
疾患ごとにエキスパートが徹底解説。
日常診療ですぐに役立つ必携の一書です！

 目次

- OCTの現在・未来
- 前眼部OCT
- 緑内障
- 網膜硝子体界面病変のOCT
- 糖尿病網膜症，網膜静脈閉塞症，網膜動脈閉塞症
- 中心性漿液性脈絡網膜症とMacTel
- 加齢黄斑変性などの脈絡膜新生血管
- 強度近視
- 原因不明の視力障害・視細胞外節病・AZOORなど
- 網膜変性疾患におけるOCTの活用
- 腫瘍・悪性リンパ腫
- ぶどう膜炎・原田病
- 視神経疾患
- 網膜疾患に対するOCT angiography
- 脈絡膜血管病変のOCT angiography所見

全日本病院出版会　〒113-0033　東京都文京区本郷 3-16-4　Tel：03-5689-5989
www.zenniti.com　　　　　　　　　　　　　　　　Fax：03-5689-8030

特集/隠れた所見を見逃すな！眼科画像診断アトラス

遺伝性疾患を見逃さないためのポイント

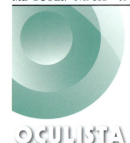

中村奈津子[*1] 角田和繁[*2]

Key Words : 網膜ジストロフィ(retinal dystrophy), 光干渉断層計(optical coherence tomography : OCT), 眼底自発蛍光(fundus autofluorescence : FAF), マルチモーダルイメージング(multimodal imaging)

Abstract : 2023年に本邦でもRPE65関連網膜症への遺伝子治療薬および遺伝学的検査が保険収載され，遺伝性網膜変性疾患(網膜ジストロフィ)の臨床においても，それら新規治療・検査の適応を判断する役割が加わり，一層正確な診断と詳細な病態把握が求めれられている．
　網膜ジストロフィ診療では，①詳細な問診，②自覚的検査，③網膜画像検査，④電気生理学的検査，⑤遺伝学的検査，を行う．そのうち③の網膜画像検査，特に光干渉断層計(optical coherence tomography : OCT)と眼底自発蛍光(fundus autofluorescence : FAF)は必須である．そして単独の画像検査法で得た画像所見の比較だけでなく，複数の画像検査法で得た所見を横断的に組み合わせるマルチモーダルイメージング法はさらに有用である．本稿では網膜ジストロフィを見逃さず，正確な診断に必要な網膜画像検査，OCTとFAFのポイントを解説する．

はじめに

　長らく治療法の存在しなかった遺伝性網膜変性疾患(網膜ジストロフィ)において，2023年に本邦でもRPE65関連網膜症に対する遺伝子治療薬ならびに遺伝学的検査が保険収載された．そしてこの画期的なニュースを機に，欧米を中心に行われている他の様々な原因遺伝子に対する臨床治療・研究への関心や期待も高くなっている．しかし遺伝学的検査については，その重要性はさることながら，現時点では対象患者や検査施設が限定されることもあり，臨床において通常の眼科検査による正確な診断が必要なことに変わりはない．むしろ，それらの新規治療や臨床治験の適応などを判断するという観点が加わり，網膜ジストロフィかどうかというだけでなく，より一層詳細な病態把握が現場では求めれられている．

　網膜ジストロフィの診断手順は，①詳細な問診(発症時期，自覚症状，既往歴，内服薬，家族歴など)，②自覚的検査(視力，視野など)，③網膜画像検査，④電気生理学的検査(網膜電図(ERG)，眼球電図(EOG)など)，⑤遺伝学的検査，の5つである．そのなかでも，遺伝性疾患と非遺伝性疾患の鑑別において最も重要なポイントは①の問診で，問診の時点で鑑別がつくことも多い．一方，正確な診断においては，③の網膜画像検査が欠かせない．特に光干渉断層計(optical coherence tomography : OCT)と眼底自発蛍光(fundus autofluorescence : FAF)は，近年の機器の進化ととも

[*1] Natsuko NAKAMURA, 〒650-0047　神戸市中央区港島南町 2-1-8　神戸市立神戸アイセンター病院／〒152-8902　東京都目黒区東が丘 2-5-1　東京医療センター臨床研究センター(感覚器センター)視覚研究部／〒113-8655　東京都文京区本郷 7-3-1　東京大学医学部眼科学教室
[*2] Kazushige TSUNODA, 東京医療センター臨床研究センター(感覚器センター)視覚研究部，部長

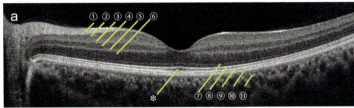
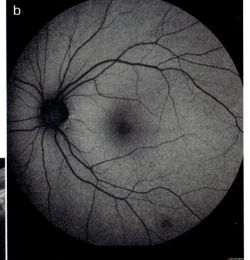

図 1. 光干渉断層計(OCT)と眼底自発蛍光(FAF)の正常所見
a：正常 OCT 所見(Cirrus HD-OCT, Carl Zeiss Meditec). 30 歳，女性. ①神経線維層，②神経節細胞層，③内網状層，④内顆粒層，⑤外網状層，⑥外顆粒層/ヘンレ層，⑦外境界膜，⑧ellipsoid zone(EZ)，⑨interdigitation zone(IZ)，⑩網膜色素上皮層/ブルッフ膜，⑪脈絡膜. 網膜ジストロフィの診療では，特に⑧〜⑩に着目する. また中心窩で EZ がドーム状に隆起している部位が foveal bulge(＊印)で，この形状維持が良好な視力と関係する.
b：正常 FAF 所見(HRA2, Heidelberg Engineering；励起光 488 nm, 画角 55°). 33 歳，女性. 後極全体は均一な発色となるが，青色フィルター(488 nm)による撮影では中心窩はキサントフィルによる吸収で暗く描出される.

に，それらを用いた各疾患における特徴的所見の報告も増加しているため，これら複数の画像検査法で得た所見を横断的に組み合わせれば(マルチモーダルイメージング)，表現型から遺伝型まで推測できる症例もある.

本稿では網膜ジストロフィを見逃さず正確な診断をするうえで有用な網膜画像検査，特に OCT と FAF のポイントについて解説する.

OCT と FAF

網膜ジストロフィの診療において OCT や FAF では，①早期異常の把握，②進行の程度や速度の推測，③自覚的検査(視力，視野)への影響や整合性の確認，などの点で有用である. そして異常所見を捉えるうえで前提となるのが，各々の正常所見の理解である.

1. 網膜ジストロフィ診療における OCT 所見の見方

網膜ジストロフィの主病変は網膜外層に存在することが多いため，OCT でも網膜外層，つまり視細胞層や網膜色素上皮(retinal pigment epithelium：RPE)層を中心に評価する.

視細胞層は主に外顆粒層(outer nuclear layer：ONL)，ellipsoid zone(EZ)，interdigitation zone (IZ)として観察される(図 1-a). ONL は視細胞核層，EZ は視細胞内節膨大部，IZ は視細胞外節と RPE の接合部に相当し，EZ，IZ，RPE は高輝度のラインとして観察される. 網膜ジストロフィの診療に用いるうえでの注意点は，①ボリューム・スキャンではなく最高解像度を得られるライン・スキャンを用いる，②ライン・スキャンで中心窩を撮影する際は必ず foveal bulge(中心窩で EZ がドーム状に隆起する部位)を含む，③疑似カラー表示ではなくグレースケール表示を用いる，という点である. いずれも発症初期の EZ，IZ の軽微な異常を見逃さず，視力との整合性を確認しやすくするためである.

網膜ジストロフィにより視細胞変性が出現すると，まず①IZ が消失し EZ が不明瞭化，そして進行するにつれて②EZ が分断・消失し視細胞外節

長（EZ-RPE 上端）が短縮，さらに進行すると③
ONL や RPE が菲薄化，末期には④RPE が消失し
ブルッフ膜が細い高輝度ラインとして観察され，
最終的には脈絡膜も菲薄化する．

実際の診療では，EZ や IZ が保たれている範囲
を経時的に比較することで視細胞変性の進行を評
価する．また視細胞変性の範囲は視野異常と対応
し，特に中心窩の視細胞層の変化や foveal bulge
の形状は視力異常と対応することから，自覚検査
との整合性の確認や，さらには視力予後も推測で
きる．自覚検査との整合性の有無は，網膜ジスト
ロフィとその他（非器質性障害や視神経疾患など）
による視力低下との鑑別をする際に特に有用であ
る．

2．網膜ジストロフィ診療における FAF 所見の見方

FAF 検査では主に青色の励起光を照射し，RPE
に含まれるリポフスチンの自発蛍光を撮影するこ
とで RPE の機能を評価する．造影剤が不要なため
非侵襲的に撮影でき，網膜ジストロフィの診断の
みならず進行を評価するうえで不可欠である．本
稿の図では SLO 型の FAF 画像（HRA2, Heidel-
berg Engineering；励起光 488 nm，画角 55°）を
提示するが，超広角眼底カメラを用いれば網膜周
辺部の評価も可能である．ただし超広角眼底カメ
ラを用いた FAF 検査では後極の軽微な変化は拾
えないことに留意する．そのため，もし後極用と
超広角用の 2 つの機器を有する施設では，各々を
使い分けるとよい．

正常では，眼底全体に均一な自発蛍光がみられ
灰色となるが，リポフスチンの存在しない，つま
り RPE が存在しない網膜血管や視神経乳頭には
自発蛍光がないため黒く描出される（図 1-b）．ま
た中心窩は励起光として青色（488 nm）を用いた
場合には，キサントフィルによって青色光が吸収
されるため，円形に暗く写る．

しかし RPE が障害されると，①初期では RPE
の代謝機能の低下を反映して RPE 内にリポフス
チンが過剰蓄積するため自発蛍光の輝度が上昇す

るが，②進行して RPE の代謝機能がさらに低下す
ると RPE 内のリポフスチンが減少するため自発
蛍光の輝度も低下し，③さらに進行して RPE が萎
縮するとリポフスチンも枯渇し自発蛍光は消失す
る．つまり RPE 障害の初期には過蛍光，進行する
と低蛍光，最終的には蛍光消失，という流れとな
る．網膜ジストロフィの診療においては，自発蛍
光の異常部位の分布や増減を経時的に評価するこ
とで進行の程度やパターンを把握できる．また自
発蛍光の異常部位は視野異常と一致するため視野
検査との整合性を確認でき，さらには自発蛍光の
異常部位の分布や範囲から全視野 ERG による網
膜機能を推測することもできる．ただし，FAF は
あくまでも RPE 機能を反映するため，RPE 機能
が温存されやすい網膜ジストロフィ，後述するオ
カルト黄斑ジストロフィ（OMD）や眼底所見の正
常な錐体ジストロフィなどでは異常がみられにく
いことに注意を要する．

各網膜ジストフィにおける OCT と FAF の特徴的所見

OCT と FAF はいずれの網膜ジストロフィの診
断や経過観察に有用だが，代表的疾患を挙げる．

1．OCT 所見が診断に有用な代表的疾患

1）オカルト黄斑ジストロフィ（OMD，三宅病）

RP1L1 を原因遺伝子とする，検眼鏡的所見も
全視野 ERG も正常な，常染色体顕性（優性）遺伝
の黄斑ジストロフィである[1]．自覚症状の出現時
期は学童期から高齢までと幅広く，両眼の視力低
下が緩徐に進行し，羞明を訴える．末期でも RPE
の機能が正常なため，FAF でも異常所見に乏しい
（図 2-a）．ただし OCT 所見が特徴的で，典型例で
は中心窩および傍中心窩の視細胞層の変化（IZ の
消失と EZ の不明瞭化・ドーム状の膨潤化）を確認
できる（図 2-b）[2)3)]．

一方，検眼鏡的所見および全視野 ERG が正常
な後天性疾患はオカルト黄斑症（occult maculopa-
thy）であり，OMD とは異なる疾患である．オカ

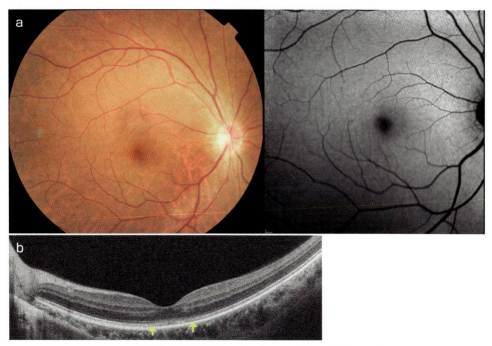

図 2. 検眼鏡的異常所見に乏しく OCT 所見が特徴的な疾患
オカルト黄斑ジストロフィ(OMD). 35 歳, 男性
a:眼底写真と FAF では異常所見に乏しい.
b:OCT では黄斑部でのみ EZ が不明瞭化し, IZ は観察されない(矢印間).
　 RPE 層は正常である.

ルト黄斑症では OMD に特徴的な上記 OCT 所見が観察されないことが多く, 鑑別に有用である.

2. FAF 所見が診断に有用な代表的疾患

1) 網膜色素変性症(retinitis pigmentosa)

杆体機能が錐体機能に先行して障害される網膜ジストロフィで, 多数の原因遺伝子が存在する. 眼底所見は多彩で, 広範な色素性変化を伴う症例から, 区画性, 無色素性の症例などもある. そのため FAF 所見も多彩だが, 一般的に周辺部の網膜変性領域は過蛍光～低蛍光を呈し, 進行すると蛍光消失領域が増加・拡大する. 一方, 後極や黄斑周囲には変性領域との境界を表す輪状過蛍光所見が観察される(図 3-a).

2) 錐体ジストロフィ(cone dystrophy)

錐体機能が先行して障害される網膜ジストロフィだが, 進行すると杆体機能も障害され錐体杆体ジストロフィ(cone-rod dystrophy)と呼ばれ, 多数の原因遺伝子が存在する. こちらも眼底所見は多彩で, 黄斑部が萎縮し標的黄斑症(bull's eye maculopathy)を呈する症例から, 後極を中心に広範囲の変性を伴う症例もある. そのため FAF 所見も多彩だが, 後極や黄斑の変性領域を囲む輪状過蛍光所見とその内部の低蛍光～蛍光消失所見が観察される(図 3-b). ただし, 眼底正常な錐体ジストロフィでは FAF 所見の異常も目立たない.

3) ベスト病(Best disease)

Best1 を原因遺伝子とする常染色体顕性(優性)遺伝の黄斑ジストロフィである. 卵黄状黄斑ジストロフィ(vitelliform macular dystrophy)とも呼ばれる. 黄斑部に黄色円形のリポフスチン様物質が蓄積する「卵黄期」が有名だが, その頃はほとんどが無症状であるため受診しないことが多い. むしろ実際に視力低下を訴え受診する頃には「偽蓄膿期」や「炒り卵期」の眼底所見を呈するため, 加齢黄斑変性や中心性漿液性脈絡網膜症と誤診されやすく, 抗 VEGF 注射を繰り返し受けている症例もある. EOG では基礎電位や Arden 比が低下する. FAF では, リポフスチンの蓄積部位に一致して過蛍光となるため, 卵黄期では円形の過蛍光が, 偽蓄膿期や炒り卵期では, 病変部の辺縁に粒

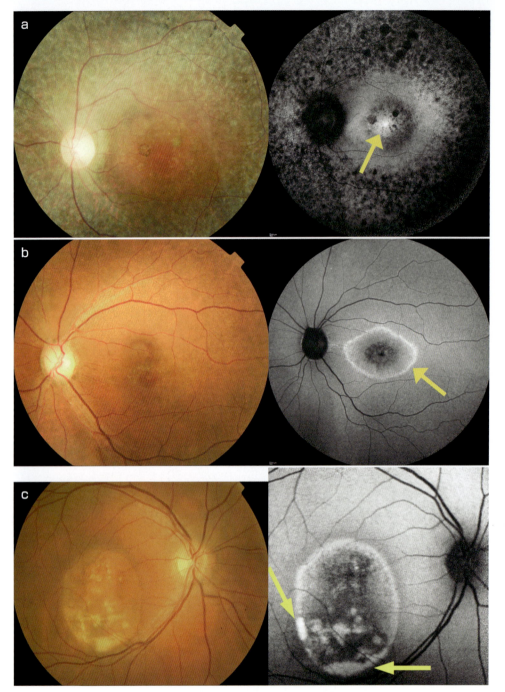

図 3. 各疾患に特徴的な FAF 所見
a：網膜色素変性症. 41 歳, 男性. 周辺の変性領域は過蛍光～低蛍光を呈し, 萎縮の進行とともに蛍光消失となる. 黄斑周囲には病変部の境界を示す輪状過蛍光が観察されやすい(矢印).
b：錐体ジストロフィ. 51 歳, 男性. 黄斑部の変性領域を取り囲む輪状過蛍光(矢印), その内側の低蛍光と中心窩付近の萎縮部の蛍光消失が特徴的である.
c：ベスト病. 47 歳, 女性. リポフスチンの蓄積部に一致して過蛍光となる. 特に偽蓄膿期や炒り卵期では病変部の境界に粒状の過蛍光が観察される(矢印).

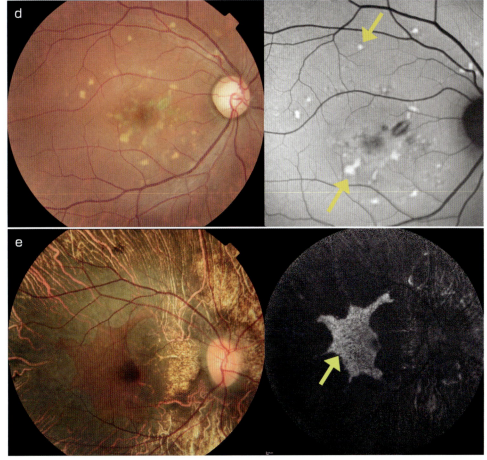

図 3. つづき

d：スターガルト病．36歳，男性．Fleck に一致した過蛍光（矢印）や視神経乳頭周囲の自発蛍光が局所的に温存される peripapillary sparing の所見が特徴的である．また，若年期には円形の黄斑部低蛍光が観察されやすく，重症例では加齢とともに後極全体や周辺に広がる蛍光消失が観察される．

e：コロイデレミア．43歳，男性．周辺部の網脈絡膜萎縮領域では蛍光消失し，長期に温存される黄斑部は星形の蛍光領域が残存する（矢印）．

状の過蛍光が観察される．ただし進行して萎縮すると，過蛍光所見は低蛍光または蛍光消失領域へと変化する（図 3-c）．一方，同じく *Best1* を原因遺伝子とする常染色体潜性（劣性）ベストロフィン症でも同様の FAF が観察されるが，常染色体顕性（優性）遺伝の症例に比べ，アーケード外にも過蛍光所見が観察されやすい．

4）スターガルト病（Stargardt disease）

ABCA4 を原因遺伝子とする常染色体潜性（劣性）遺伝の黄斑ジストロフィである．黄斑部の外層萎縮とその周囲に散在する多発性黄色斑（fleck）を特徴とする．典型例の FAF 所見では，若年期に観察されやすい黄斑部の萎縮は楕円形の低蛍光ま

たは蛍光消失領域となり，周囲の fleck は過蛍光斑となる（図 3-d）．ただしスターガルト病も眼底所見が多彩で，病変が黄斑部に留まる症例だけでなく，後極全体や周辺まで広がる症例まで存在する．そのため FAF 所見も後極から周辺の広範囲に低蛍光または蛍光消失領域が観察される症例もある．また fleck と同様にスターガルト病に特徴的である，視神経乳頭周囲が温存される peripapillary sparing も FAF だと観察しやすい．

5）コロイデレミア（choroideremia）

CHM を原因遺伝子とする X 染色体潜性（劣性）遺伝の網脈絡膜ジストロフィであり，男性に発症する．網脈絡膜変性は周辺部から生じ，黄斑部は

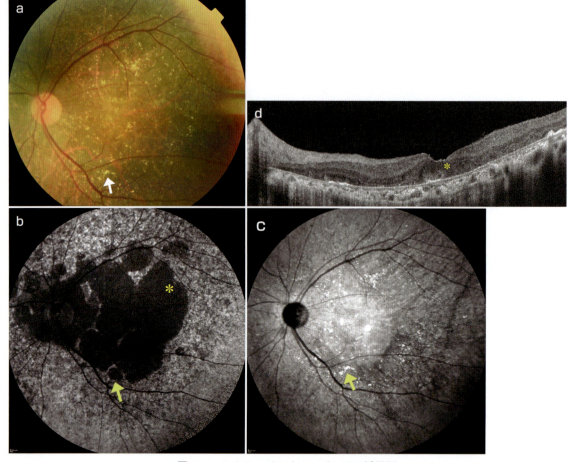

図 4. マルチモーダルイメージングの活用例
クリスタリン網膜症. 72歳,女性. 後極に黄色の結晶様物質(クリスタリン顆粒)が観察される(a:矢印). クリスタリン顆粒は,FAF(b:矢印)では蛍光を生じないが,近赤外眼底撮影(c:矢印)で高輝度反射を示す. また進行するとFAFでは広範囲の蛍光消失領域が観察される(b:*). OCTでは,視細胞層・RPE層・脈絡膜層が広範囲に菲薄化し,脈絡膜ジストロフィに特徴的な outer retinal tubulation(網膜外層萎縮に伴う管状構造)が観察できる(d:*).

通常は中年期まで長期的に温存される. 顕著な網脈絡膜萎縮を呈するため脈絡膜の大血管が透見される. FAFでは,周辺などの萎縮部は蛍光消失となり,長期に温存される黄斑部は星形に蛍光が残存する(図3-e). OCTでは脈絡膜ジストロフィで観察されやすい管状構造(retinal tubulation)を確認する.

マルチモーダルイメージングの活用

〈クリスタリン網膜症 (Bietti crystalline corneoretinal dystrophy)〉

常染色体潜性(劣性)遺伝の脈絡膜ジストロフィである. 後極に黄色に光る結晶様物質(クリスタリン顆粒)が散在し,進行すると広範な網脈絡膜萎縮に至る. このクリスタリン顆粒は,FAFでの自発蛍光はみられないが,近赤外光で高輝度反射を呈するのが特徴的である. こちらもOCTでは管状構造(retinal tubulation)が確認できる(図4).

このように複数の画像検査法から得られた所見を組み合わせれば,より正確に網膜ジストロフィで障害される範囲,層構造,病態を把握できる可能性がある.

おわりに

網膜ジストロフィの診療におけるOCTとFAFの読影ポイントを解説した.

網膜ジストロフィを見逃さず正確な診断をするための第一歩は，適切な方法で検査し，正常所見を理解したうえで異常所見を捉える，ということに尽きる．

文　献

1) Miyake Y, Ichikawa K, Shiose Y, et al：Hereditary macular dystrophy without visible fundus abnormality. Am J Ophthalmol, **108**：292-299, 1989.
   Summary　オカルト黄斑ジストロフィを最初に報告した文献．

2) Tsunoda K, Usui T, Hatase T, et al：Clinical characteristics of occult macular dystrophy in family with mutation of RP1L1 gene. Retina, **32**：1135-1147, 2012.
   Summary　*RP1L1* 遺伝子変異によるオカルト黄斑ジストロフィの臨床的特徴を示した文献．

3) Nakamura N, Tsunoda K, Mizuno Y, et al：Clinical stages of occult macular dystrophy based on optical coherence tomographic findings. Invest Ophthalmol Vis Sci, **60**(14)：4691-4700, 2019.
   Summary　オカルト黄斑ジストロフィの OCT 所見に基づく臨床的ステージ分類と長期経過を示した文献．

特集／隠れた所見を見逃すな！眼科画像診断アトラス

感染性ぶどう膜炎の画像所見

内　翔平*

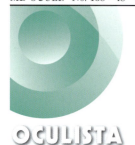

Key Words: 感染性ぶどう膜炎(infectious uveitis)，PCR(polymerase chain reaction)，急性網膜壊死(acute retinal necrosis)，ヘルペス性虹彩炎(herpetic iritis)，梅毒性ぶどう膜炎(syphilitic uveitis)，猫ひっかき病(cat scratch disease)

Abstract: 感染性ぶどう膜炎に対しては，病原体に対する治療・抗炎症治療を可能な限り早期に行う必要があり，非感染性ぶどう膜炎以上に迅速な診断が要求される．患者の病歴・生活歴などから患者の全体像を把握するのはもちろんのこと，詳細な眼所見・各種検査所見から病原微生物の関与を推定することが重要である．近年，眼内液を用いたPCRが広く普及したことにより診断率は向上しており，特に感染性ぶどう膜炎として最重症である急性網膜壊死の診断には必須となっている．感染性ぶどう膜炎を疑う画像所見として，感染の中心(focus)から広がりを見せる所見が重要であり，画像所見からPCRや各種検査に踏み切るアンテナを持っておくことが肝要である．症例によっては診断前に病原体に対する治療や硝子体手術を検討する．

はじめに

感染性ぶどう膜炎は，病原微生物の眼内感染やそれに対する宿主の免疫反応により生じる病態で，細菌・ウイルス・真菌・寄生虫などが原因となる．内因性感染は既感染した病原体による炎症や他臓器からの伝播，外因性感染は内眼手術や穿孔性眼外傷が感染様式となるが，臨床上は明らかな外的要因のない内因性感染に遭遇することがほとんどである．診断はそれぞれの感染症に特徴的な眼所見，全身検査所見，既往歴，生活歴の確認のほか，採血やCTなどの全身検索，眼内局所からの病原微生物の分離(培養，PCR法など)が行われる．2016年の全国大学病院におけるぶどう膜炎初診患者の疫学調査[1)]では，感染性ぶどう膜炎は全体の割合は約14.8%で低いものの，PCR法の発

表1．感染性ぶどう膜炎の発症割合(％)

ヘルペス性虹彩炎	6.5
急性網膜壊死	1.7
サイトメガロウイルス網膜炎	1.2
真菌性眼内炎	0.9
HTLV-1関連ぶどう膜炎	0.9
細菌性眼内炎	0.9
眼結核	0.9
眼トキソプラズマ	0.9
眼梅毒	0.5
猫ひっかき病	0.2
眼トキソカラ	0.1
風疹関連ぶどう膜炎	0.1
合計	14.8

展に伴いヘルペス性虹彩炎の有病率が増えてきている(表1)．感染症は疾患特異的な治療が必要となるケースが多く，画像所見から早期診断を行う

* Sho-Hei UCHI，〒755-8505　宇部市南小串1-1-1　山口大学大学院医学系研究科眼科学，助教

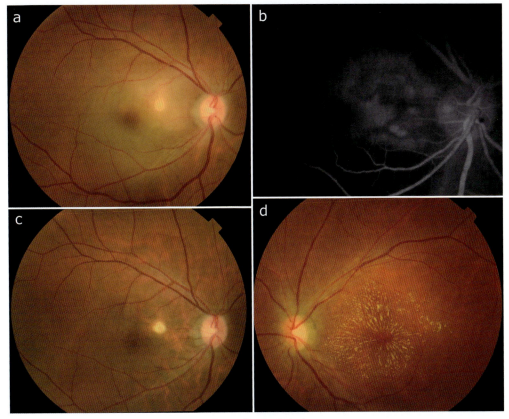

図 1. 猫ひっかき病
a：急性期眼底写真．網膜〜視神経乳頭間に感染の focus となる白色滲出斑を認め，網膜浮腫・漿液性剝離を伴う．
b：急性期フルオレセイン蛍光眼底造影(FA)．Focus を中心とした旺盛な leak を認める．
c：寛解期眼底写真．境界明瞭な白色瘢痕を認める．本症例には star sign は認めない．
d：a〜c とは別症例の猫ひっかき病回復期眼底写真．典型的な star sign がみられる．

重要性が高い．

感染性ぶどう膜炎を診断するポイント

感染性ぶどう膜炎において眼内液 PCR 検査は診断治療に欠かせないものとなっている．ただし，ぶどう膜炎は原因となる鑑別疾患も多く，忙しい臨床現場では，どんな症例に眼内液採取をしたらよいのか，どこまでの範囲で全身検査をすればよいのか，など迷う機会がある．検査前確率の低い状態でやみくもにすべての検査を行うことは現実的ではない．

1. ぶどう膜炎の病型診断と検査前確率の考え方

ぶどう膜炎に対峙したら，まず細隙灯顕微鏡検査による病型診断を行い，炎症の局在・性状から，「片眼性か両眼性か」「肉芽腫性か非肉芽腫性か」「炎症の主座はどこか(前眼部，中間部，後眼部，汎)」を判断し，『片眼性肉芽腫性前眼部ぶどう膜炎』などの所見病名をつける．この所見病名をもとに，原因となる鑑別疾患にあたりをつけ，それらに重点をおいた問診や全身検査を行うことで，精密検査における検査前確率を上げることができる．

感染性ぶどう膜炎の多くが片眼発症であるため，片眼性・両眼性の判断は特に慎重に行う．明らかに片眼性に見える症例でも，両眼性ぶどう膜炎のケースが存在するため，反対眼の前房細胞(cell)やフレアを見落とさないように注意する．

感染性ぶどう膜炎・網膜炎の特徴として，感染の中心(focus)から周囲へ広がる性状を呈する．感染性角膜潰瘍において，潰瘍中心から周辺へ浸潤が波及するのと同様である．猫ひっかき病，眼トキソカラ・眼トキソプラズマにおける浸潤巣，

表 2. 肉芽腫性ぶどう膜炎と非肉芽腫性ぶどう膜炎のスリット所見

	肉芽腫性	非肉芽腫性
炎症細胞の大きさ	大	小
前房蓄膿	なし	あり
結節	多数	なし～少数
硝子体混濁	下方中心，雪玉状，数珠状など	びまん性
角膜後面沈着物	豚脂様（mutton fat）・大小不同	白色微細・びまん性（fine）
想定される感染性ぶどう膜炎の原因微生物	HSV, VZV, CMV, その他ウイルス, 結核, トキソカラ, トキソプラズマ	
	梅毒（肉芽腫性＞非肉芽腫性）	
	細菌・真菌（非肉芽腫性＞肉芽腫性）	

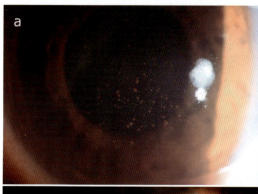
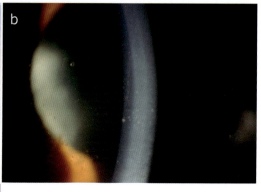
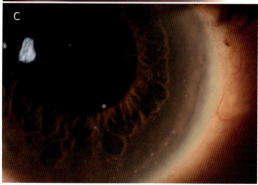

図 2.
ヘルペス性ぶどう膜炎
 a：HSV-1 虹彩炎．大小不同の mutton fat Kp が
  みられる．
 b：VZV-ARN．Mutton fat Kp と眼底周辺部の
  癒合する白色滲出斑が診断特異的である．
 c：CMV 虹彩毛様体炎．白色 Kp の残存を認める．
  時に貨幣状に集簇したものは coin lesion と呼ば
  れる．

真菌性眼内炎における fungal ball などがこれにあたる（図 1）．Focus は 1 か所の場合も，複数か所ある場合も存在する．

2．肉芽腫性と非肉芽腫性の所見

肉芽種性・非肉芽腫性かの分類は広く用いられている．肉芽腫性はリンパ球主体で集塊をなすため，炎症細胞や硝子体混濁，角膜後面沈着物（Kp）は大きく豚脂様を呈し（mutton fat Kp），重力に従って下方に大きな塊が形成されることが多い．また虹彩や隅角に結節を形成することもある．非肉芽腫性は好中球主体でさらさらしており，炎症細胞や硝子体混濁，Kp は小さく，びまん性の広がりを見せ，時に下方に貯留した好中球が前房蓄膿としてみられる．注意点として，Kp や結節はステロイド局所加療などにより縮小・消失しうるため，ステロイド加療開始前に所見を拾うことが重要となる．Kp が小さい場合にすぐに非肉芽腫性と断定はできず，「大きい Kp を形成している最中の肉芽腫性」「大きい Kp が時間経過や治療で改善しつつある肉芽腫性」の可能性があるため，経過から判断する．

3．所見による感染性ぶどう膜炎の鑑別疾患

感染性ぶどう膜炎のなかでは，肉芽腫性はヘルペスウイルス，結核の可能性が高い．眼梅毒，そ

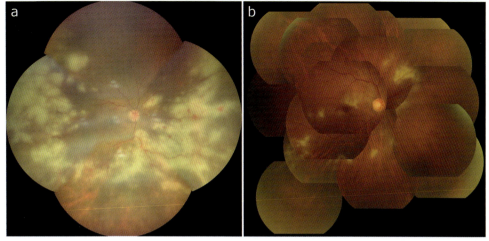

図 3. ヘルペス性網膜ぶどう膜炎
a：VZV-ARN. 周辺部に多発する黄白色壊死病巣がみられ、癒合拡大している.
b：CMV 網膜炎. 網膜血管に沿った出血を伴う白色滲出斑が複数みられる.

の他の細菌、真菌は肉芽腫性・非肉芽腫性のいずれの性状もありうるが、眼梅毒では肉芽腫性が、その他の細菌、真菌では非肉芽腫性が比較的多いとされている(表 2). ヘルペス性虹彩炎や急性網膜壊死(acute retinal necrosis：ARN)などのウイルス性ぶどう膜炎では、厚みの少ないぎっしりと並ぶ豚脂様角膜後面沈着物(mutton fat Kp)が特徴であり、厚みのあるサルコイドーシスとやや異なる印象となる.

4. PCR を積極的に施行する病型

検査前確率の観点から、ずばり『片眼性肉芽腫性ぶどう膜炎』は積極的に眼内液 PCR を検討してよい. ヘルペスウイルス性ぶどう膜炎や ARN などが、感染性ぶどう膜炎で頻度が高く、PCR が診断に必須となるためである(図 2). ただし cell が微量である場合は偽陰性になる場合もあるため、cell が旺盛に漏出している時点での検査が望ましい. 肉芽腫性ぶどう膜炎の代表鑑別に、結核性ぶどう膜炎や非感染性ぶどう膜炎であるサルコイドーシスがあるため、PCR と併行して血液検査や胸部 X 線写真撮影を行うことが望ましい.

代表的な感染性ぶどう膜炎の眼所見と治療

1. ウイルス性
1) ヘルペスウイルス感染症(HSV, VZV, CMV)

感染性ぶどう膜炎として最も頻度が高く、単純ヘルペスウイルス(HSV)、水痘帯状疱疹ウイルス(VZV)、サイトメガロウイルス(CMV)が原因となり、免疫健常者の片眼に肉芽腫性の炎症を生じる. 特に HSV, VZV により生じる ARN は、周辺部網膜から急速に重症化し失明しうるぶどう膜炎で、感染性ぶどう膜炎として最も重要である. 前房内細胞、豚脂様あるいは斑状の角膜後面沈着物、網膜周辺部で生じ拡大・癒合する黄白色滲出病変、網膜動脈炎、視神経乳頭発赤、炎症性硝子体混濁を特徴とし[2]、視神経乳頭炎や網膜剥離を生じ視力予後は不良である(図 3-a). 可及的速やかに抗ウイルス薬投与、ステロイド全身投与を行うために、ARN が疑われる場合は眼所見のみで初診時より眼内液 PCR を施行し、結果を待たずして抗ウイルス薬投与を開始するべきである. 高齢者に発症した場合も予後不良であり[3]、本症の見逃しを防ぐために、肉芽腫性ぶどう膜炎所見患者は全例必ず散瞳眼底検査を行うべきである.

また、CMV 網膜炎は免疫不全者に生じる日和見感染症であり、後極に網膜炎を呈する(図 3-b). CMV 抗体価は健常者でも陽性となることがあり、眼内液 PCR ないし、CMV 抗原血症検査などから診断する. ガンシクロビルの点滴や硝子体注射(off label)を早期に行えば改善しうるが、全身状態不良から治療が困難となる症例も少なくない.

2) ヒト T 細胞白血病ウイルス 1 型(HTLV-1)

九州地方に家族歴・罹患率の高い、HTLV-1

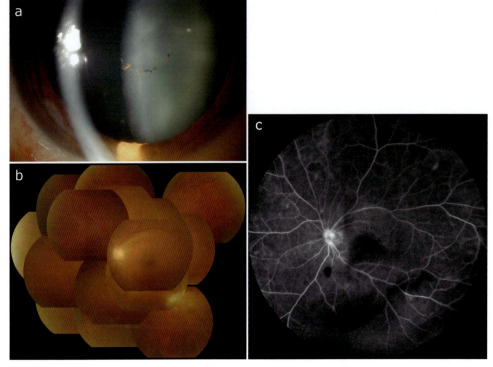

図 4. HAU（HTLV-1 associated uveitis）
a：前眼部写真．微細な cell と Kp がみられ，ジネキア後の lens pigment 残存がみられる．
b：眼底写真．ヴェール状の硝子体混濁で眼底透見不良である．下方網膜血管に滲出がみられる．
c：同一症例の FA．網膜静脈に広範な leak がみられ，硝子体混濁により撮像不良である．

キャリアに起こるぶどう膜炎で，HAU（HTLV-1 associated uveitis）と呼ばれる．肉芽腫性だが，びまん性・ヴェール状の硝子体混濁を生じる例が多く，mutton fat Kp を伴う虹彩炎や，網膜血管炎を生じることもある（図 4）．採血での抗 HTLV-1 抗体陽性か，眼内液 PCR にて診断する．本態は HTLV-1 に感染した T リンパ球の眼内浸潤であるため，トリアムシノロンのテノン囊下注射（STTA）が非常によく奏効し，抗ウイルス薬投与は不要かつ通常予後は良好である．

2．細菌性
1）梅毒

梅毒菌による感染性肉芽腫性ぶどう膜炎であり，虹彩炎〜視神経炎まで多彩な病型を示す．再興感染症として発生率が上昇しており，ぶどう膜炎症例ではルーチンに梅毒血清反応検査を施行すべきである．眼外所見としてばら疹，丘疹，膿疱，扁平コンジローマなどがみられることがある．感染性ぶどう膜炎ではあるが約半数は両眼性であり，後極部から赤道部にかけての顆粒状や数乳頭径の黄白色滲出病変，動脈を主体とした網膜血管炎などを生じる．視神経症の合併，初期の視力不良は，眼梅毒の視力予後不良因子である．全身治療としてペニシリン系抗菌薬による駆梅療法を行う（図 5）．

2）結核

結核菌の血行性播種あるいはそのアレルギーによって起こる感染性ぶどう膜炎で，典型的には片眼性肉芽腫性汎ぶどう膜炎を呈するが，その所見は様々である．全身検査では胸部 X 線・胸部 CT 撮影による胸部病変，ツベルクリン反応強陽性，クォンティフェロン陽性，T-spot 試験陽性などがみられ診断に有用である．眼底検査や FA 検査などでは肉芽腫性炎症，閉塞性静脈炎所見を呈するため，サルコイドーシスと多くの類似性を有している（図 6）．全身治療としては内科主導で抗結核療法が必要である．そのうえで前眼部ぶどう膜炎にはステロイド点眼，強い血管炎や黄斑浮腫の合

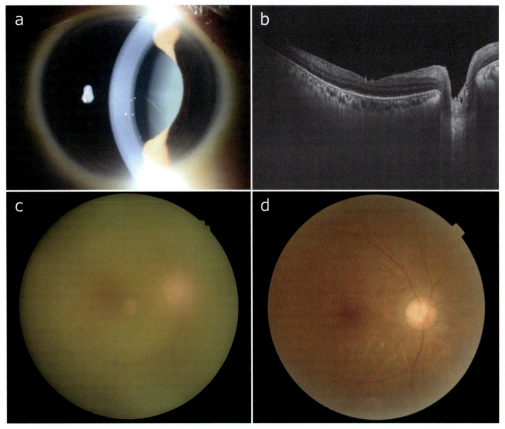

図 5. 梅毒性ぶどう膜炎
a：前眼部写真．前房内細胞と大小不同の Kp がみられる．
b：OCT．Elipsoid zone の不整がみられる．
c：加療前眼底写真．濃い硝子体混濁で眼底透見不良である．
d：駆梅後眼底写真．ペニシリン系抗菌薬の全身投与のみで所見は改善している．

併例にはステロイド内服やSTTAを行う．閉塞性血管炎に対しては網膜光凝固術や硝子体手術を施行する．

3）猫ひっかき病

猫ひっかき病は猫を終宿主とするグラム陰性桿菌 *Bartonella henselae* による人畜共通感染症で，典型例では視神経乳頭の腫脹発赤，視神経に連続する網膜の Henle 層の浮腫を伴う視神経網膜炎を呈する（図1）．回復期には黄斑部を中心として放射状に白斑が沈着する星芒状白斑（star sign）がみられるが，本症例に特異的な所見ではなく，他疾患においても視神経網膜炎を呈する症例ではしばしば確認される．問診で猫，犬，他のペット飼育歴や接触歴を確認し，*B. henselae* の血清抗体化（IgG, IgM）測定を行うが，時に偽陰性となることもある[4]．無治療でも予後は比較的良好であるが，

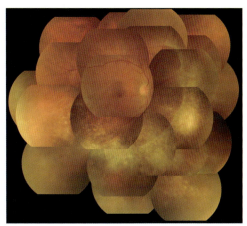

図 6. 結核性ぶどう膜炎
周辺部網膜静脈に沿った静脈周囲炎がみられる．また網膜面に接して，白色の粒状硝子体混濁が認められる．

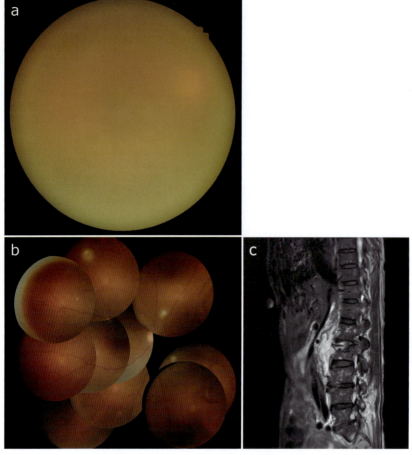

図 7. 内因性細菌性眼内炎(化膿性脊椎炎)
a:初診時眼底写真. 濃い硝子体混濁で眼底透見不良である.
b:硝子体術後＋抗菌薬加療後. 混濁は解消されたが, 網膜白色滲出斑が散在している.
c:同一症例の腰部 MRI. 腰痛・発熱から精査した結果, 化膿性脊椎炎の診断となり, 感染源であったと推定された.

症例に応じてマクロライド系, テトラサイクリン系, ニューキノロン系などの広域抗菌薬を使用する. 高度視神経炎を呈する症例には副腎皮質ステロイド内服や STTA による加療を併用する.

4) その他の細菌性眼内炎

細菌感染によるぶどう膜炎は突然の充血・眼痛・視力低下を発症し, フィブリン析出や前房蓄膿, 硝子体混濁, 網膜滲出斑などを生じる. 外因性細菌性眼内炎は, 外傷後や内眼手術後に急性に生じるため鑑別は比較的容易である. 白内障術後眼内炎のリスクは 0.05% とされており[5], 原因菌としては黄色ブドウ球菌や表皮ブドウ球菌などの常在菌が多い. 内因性細菌性眼内炎は肝膿瘍・腎盂腎炎・腸腰筋膿瘍・化膿性脊椎炎などから血行性に眼内に伝播して激しい眼内炎症を生じる(図7). 外因性においても内因性においても, 本症が疑わしい場合は早期にバンコマイシン・セフタジジムの混合注射や, 硝子体手術による眼内郭清を行う必要がある[6].

3. 真菌性

内因性真菌性眼内炎は, 免疫不全患者に日和見感染として発症する. 悪性腫瘍や敗血症などの既往があり, 中心静脈カテーテルからの感染伝播が典型例となる. 霧視・飛蚊症が主訴となり, 網膜に円形白色滲出性病変が多発し, 硝子体混濁・前

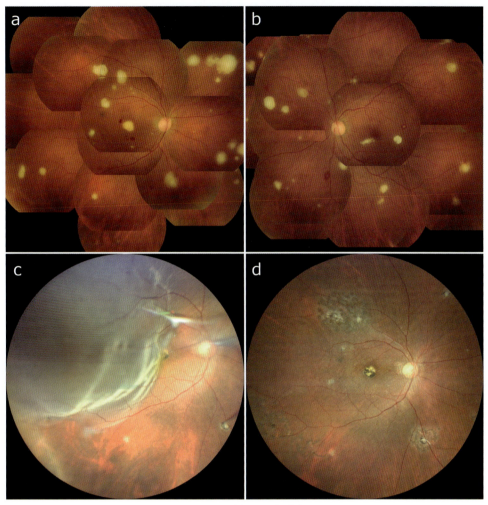

図 8. 真菌性ぶどう膜炎
a：右眼眼底写真．境界明瞭な白色滲出斑が多発し，一部に毛羽立ちがみられる．
b：左眼眼底写真．両眼発症例で，原疾患が白血病であり Roth 斑がみられる．
c：同一症例の1か月後眼底写真．瘢痕化・増殖膜形成により牽引性網膜剝離を呈する．
d：同一症例の硝子体術後．網膜は復位しているが，活動期の黄斑部滲出斑は瘢痕化し，視力不良である．

房内炎症も生じる．抗真菌薬の全身投与で加療を行うが，炎症改善後は瘢痕化から牽引性網膜剝離を呈することもある(図8)．

4．寄生虫感染症(眼トキソカラ，眼トキソプラズマ)

眼トキソプラズマは寄生性原虫の先天感染・後天感染により，網膜・脈絡膜に白色滲出病変や硝子体混濁を呈する感染性ぶどう膜炎である．先天性は両眼性で黄斑部付近に，後天性では片眼性で黄斑ないし周辺部に限局性に病変を生じる(図9)．先述の focus から広がる典型的な感染性ぶどう膜炎所見となる．治療はアセチルスピラマイシンもしくはクリンダマイシン1.2 g/日の4～6週間から選択し，効果があれば各々1クール追加投与を行う．

眼トキソカラはイヌ回虫幼虫・ネコ回虫幼虫による線虫性の感染性ぶどう膜炎で，片眼性が多く，強い硝子体混濁・網膜剝離をきたす眼内炎型と，後極部に孤立性の白色隆起病巣や硝子体索状物がみられる後極部腫瘤型がある．治療は軽症例にはSTTAや抗ヒスタミン薬内服，重症例にはステロイド内服や駆虫薬(ミンテゾール®，スパトニ

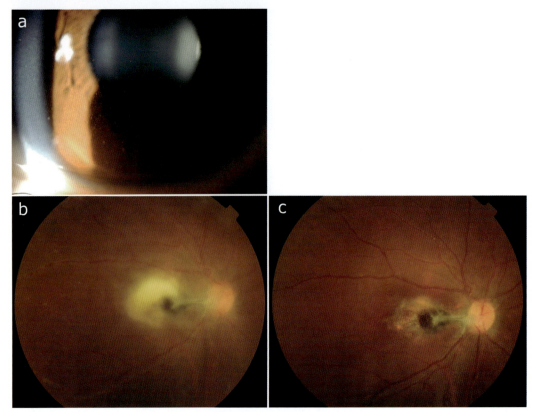

図 9. 眼トキソプラズマ
a：前眼部写真．Mutton fat Kp がみられる．
b：眼底写真．黄斑〜乳頭にかけて，境界不明瞭な黄白色の滲出斑を認め，毛羽立ちを伴う．アーケード動脈に動脈周囲炎所見がみられる．
c：同一症例の6か月後眼底写真．滲出斑は消失しているが，瘢痕と増殖膜形成を認める．

ン®)内服などが検討されるが，駆虫薬の効果は十分わかっていない．

いずれも眼所見・FA検査・血清学的検査，酸素抗体法，母親の家族歴や生肉食歴などから総合的に診断し，薬剤治療に反応しない場合や黄斑部に病変が及ぶ場合は硝子体手術が必要となる．

おわりに

ぶどう膜炎診療において非感染性・感染性の診断は重要である．判断に迷うときこそ基本に立ち返り，「片眼性か両眼性か」「肉芽腫性か非肉芽腫性か」「炎症の主座はどこか」を判断し，所見病名をつけたうえで，患者背景も含めてPCRや各種検査を検討していく姿勢が大事であろう．

文　献

1) Sonoda KH, Hasegawa E, Namba K, et al：JOIS (Japanese Ocular Inflammation Society)Uveitis Survery Working Group：Epidemiology of uveitis in Japan：a 2016 retrospective nationwide survey. Jpn J Ophthalmol, 65(2)：184-190, 2021.
   Summary　日本におけるぶどう膜炎の多施設共同後ろ向き疫学調査の報告．

2) Takase H, Okada AA, Goto H, et al：Development and validation of new diagnostic criteria for acute retinal necrosis. Jpn J Ophthalmol, 59：14-20, 2015.
   Summary　ARNの臨床的特徴を利用した有用な診断基準を示した論文．

3) Yanai R, Harada D, Uchi SH, et al：Poor prognosis of elderly individuals ＞80 years of age with acute retinal necrosis. Am J Ophthalmol Case Rep, 7：107-112, 2017.
   Summary　視力予後不良な80歳以上の高齢ARN患者を報告した文献．

4) Uchi SH, Yanai R, Tsuneoka H, et al：A case of cat scratch disease diagnosed by indirect fluorescent antibody assay of IgM specific for a Japanese strain of Bartonella henselae. Retin Cases Brief Rep, **15**(5)：571-574, 2021.
Summary Bartonella henselae の従来株で検査陰性であったものの，日本固有株を利用することで診断可能となった猫ひっかき病の報告.

5) Osika T, Hatano H, Kuwayama Y, et al：Incidence of endophthalmitis after cataract surgery in Japan. Acta Ophthalmol Scand, **85**(8)：848-851, 2007.

6) Endophthalmitis Vitrectomy Study Group：Results of the Endophthalmitis Vitrectomy Study. A randomized trial of immediate vitrectomy and of intravenous antibiotics for the treatment of postoperative bacterial endophthalmitis. Arch Ophthalmol, **113**：1479-1496, 1995.

Monthly Book
OCULISTA

2024. 3月増大号
No. 132

眼科検査機器はこう使う！

編集企画
二宮欣彦
行岡病院副院長

2024年3月発行　B5判　170頁
定価5,500円（本体5,000円＋税）

この一冊で機器の使い方をマスター！
8つに細分化して項目立てされた
本特集は様々な疾患における
診断や評価、検査方法などを詳説！
豊富な図写真でわかりやすく、
エキスパート達の最新知見も
盛り込まれており、日常診療に役立つ
眼科医必携の増大号特集です。

目　次

Ⅰ．視機能検査
・視機能検査

Ⅱ．屈折・光学検査
・高次収差（波面センサー）

Ⅲ．視野検査
・ハンフリー静的視野検査

Ⅳ．眼軸長測定検査
・白内障手術のための光学式眼軸長測定装置
・近視進行管理に必須な光学式眼軸長測定装置

Ⅴ．広角眼底撮影
・外科的病態
・内科的病態

Ⅵ．前眼部OCT
・角膜診療
・白内障手術
・ICL手術のレンズサイズ決定における前眼部OCTの活用
・緑内障（隅角）
・緑内障（手術）

Ⅶ．OCT
・緑内障
・黄斑上膜, 黄斑円孔, 分層黄斑円孔
・Age related macular degeneration（加齢黄斑変性）
・網膜循環
・病的近視
・OCTアンギオグラフィー

Ⅷ．疾患別検査
・ドライアイの検査
・円錐角膜, 診断・治療のための検査

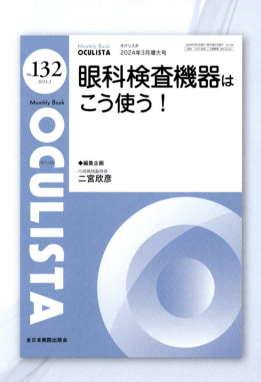

全日本病院出版会
〒113-0033　東京都文京区本郷 3-16-4　Tel：03-5689-5989
www.zenniti.com　　　　　　　　　　　　Fax：03-5689-8030

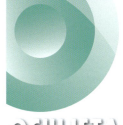

特集／隠れた所見を見逃すな！眼科画像診断アトラス

非感染性ぶどう膜炎の画像所見

松宮　亘*

Key Words : 非感染性ぶどう膜炎(noninfectious uveitis)，マルチモーダルイメージング(multimodal imaging)，フルオレセイン蛍光眼底造影(fluorescein angiography)，インドシアニングリーン蛍光眼底造影(indocyanine green angiography)，光干渉断層計画像(optical coherence tomography : OCT)

Abstract : ぶどう膜炎の臨床形態は多様性に富んでいるため，その診断には細隙灯顕微鏡検査，全身検査，および複数の眼科画像診断機器を用いたデータの総合的評価が不可欠である．近年，画像診断についてマルチモーダルイメージング技術が注目されている．これは，複数の画像診断機器を組み合わせて眼の状態を多角的に評価する技術であり，診断の精度向上，治療評価，経過観察の精度を高めることができる．主要な眼科画像診断法には，眼底写真，フルオレセイン蛍光眼底造影，インドシアニングリーン蛍光眼底造影，眼底自発蛍光，光干渉断層計画像(OCT)，OCT angiography(OCTA)などがあり，それぞれが独自の利点と限界を持っている．このような検査法の適切な組み合わせにより，非感染性ぶどう膜炎の正確な診断につながることを，実例を交えて紹介していく．

ぶどう膜炎の画像診断とマルチモーダルイメージング

　ぶどう膜炎はその臨床形態に様々なバリエーションを持つため，細隙灯顕微鏡検査に加えて，詳細な問診や採血・胸部 X 線などの全身検査，さらに複数の眼科画像診断機器を用いて得られたデータを総合的に判断し，診断に至ることが多い．

　特に画像診断については，近年マルチモーダルイメージングの有用性が注目されている[1]．マルチモーダルイメージングとは，多数の画像診断機器を応用し，眼所見を多角的に評価する画像診断技法であり，いくつかの検査を組み合わせることで，診断がより正確になるばかりではなく，相補的に用いることで精度の高い治療評価，経過観察が可能になる．眼科の代表的な検査は眼底写真，フルオレセイン蛍光眼底造影(FA)・インドシアニングリーン蛍光眼底造影(IA)，眼底自発蛍光(FAF)，光干渉断層計画像(OCT)，OCT angiography(OCTA)などが挙げられる．これら代表的な眼科画像診断法の長所と短所を表1に示す．

　眼底写真は当然ながら実際の眼底検査に近い見え方の画像が得られる利点がある．さらに広角眼底カメラの発達により，短時間で広範囲の眼底画像取得が可能になっている．一方で，中間透光体混濁の影響を強く受け，実際の眼底検査よりも不明瞭に描出される可能性がある．

　蛍光眼底造影検査のFAは，蛍光漏出，組織染，灌流遅延，無灌流などの造影所見から網膜の血行動態の評価・解析が行えるため，ぶどう膜炎の活動性評価や併発症の診断において非常に有用である．また，IAでは脈絡膜の血行動態の評価・解析が可能で，主にVogt-小柳-原田病など脈絡膜に

---

* Wataru MATSUMIYA, 〒650-0017　神戸市中央区楠町7-5-2　神戸大学大学院医学研究科外科系講座眼科学分野，助教

表 1. 代表的な眼科画像診断法の長所と短所

画像機器	Pros(長所)	Cons(短所)
眼底写真	眼底検査と同様の見え方	低コントラスト
	フルカラー画像	中間透光体混濁に影響される
	最も一般化された機器	
蛍光眼底造影(FA/IA)	新生血管，無還流領域，蛍光漏出の評価	2 次元画像
	血行動態の評価・解析	アナフィラキシーショックの可能性
	広範囲の網脈絡膜血管網の描出	肝不全の患者には禁忌
FAF	網膜色素上皮機能評価	中心窩の評価は困難
	高コントラスト	中間透光体混濁に影響される
OCT	病理学切片に迫る高解像度画像	描出範囲の制限
	任意の網膜断層画像	評価は画像品質に依存する
OCTA	網膜血管描出可能な非侵襲機器	血行動態評価は不可能
	3 次元画像	良好な固視が必要

FA：fluorescein angiography, IA：indocyanine green angiography, FAF：fundus autofluorescence, OCT：optical coherence tomography, OCTA：optical coherence tomography angiography

炎症を生じる疾患の活動性評価に利用される．一方で，非常に稀ではあるがアナフィラキシーショックなどの重篤なリスクを排除できないため，検査中および検査後のバイタル評価や全身状態の観察が重要である．

FAF 撮影では，一般的に波長 480 nm の光源が短波長自家蛍光の励起光として用いられ，網膜色素上皮(RPE)内のリポフスチンに由来するとされる蛍光の程度により非侵襲的に RPE 機能評価が行えることが特徴である．一方で，短波長自家蛍光画像では蛍光が黄斑色素で吸収されるため中心窩付近の評価が行えない点，また取得画像において蛍光輝度の絶対評価でなく，相対評価で解釈すべき点に注意を要する．

OCT は光学顕微鏡の組織切片とほぼ同等の解像度(数 μm)で網膜の断面像を非侵襲的に描出する機器で，網膜の10層構造や脈絡膜の細部の構造まで同定可能であり，組織の詳細な形態観察に適している．一方で，画質は中間透光体混濁や患者の固視など様々な要因により変動し，それらは自動解析で得られるデータに大きく影響を及ぼす．

OCTA(OCT angiography)は血流(赤血球)の差分を信号として描出することで造影剤を用いることなく，非侵襲的に網脈絡膜の血流情報を抽出し各血管構造を描出する新しい技術である．一方でOCTA は蛍光眼底造影と異なり血行動態を評

価することはできない．これら各画像機器の特性を理解したうえで，統合的に解釈を行うことが，ぶどう膜炎の診断・評価において重要となる．

本稿では代表的な非感染ぶどう膜におけるマルチモーダルイメージングの有用性を実例とともに述べる．

サルコイドーシス

サルコイドーシスは非乾酪性類上皮肉芽種が全身多臓器に生じる疾患であり，原因は不明とされてはいるものの，発症機序として病因となる抗原によりⅣ型アレルギー反応が生じ，全身諸臓器に肉芽腫が形成されると考えられている．罹患臓器としては，眼以外に肺門縦隔リンパ節，肺，皮膚の頻度が高いが，全身のほとんどの臓器において罹患する．眼がサルコイドーシスの炎症の主座となった場合は主に肉芽腫性ぶどう膜炎を生じる．ぶどう膜炎の原因として本邦では最も頻度が高く，前部～汎ぶどう膜炎まで病態は様々である．最終的な確定診断は眼科以外にも特徴的な身体および検査所見を有するか否かで決定される[2]．

サルコイドーシスの特徴的な眼病変として後眼部病変では塊状硝子体混濁，網膜血管周囲炎，蝋様脈絡膜滲出斑，視神経または脈絡膜肉芽腫が挙げられる．さらにサルコイドーシスの後眼部炎症では，特に結節性網膜血管周囲炎が特徴的であ

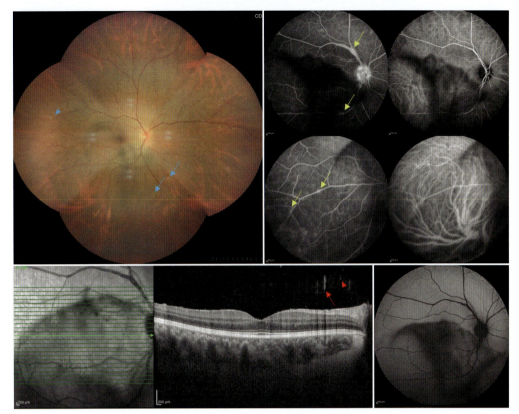

図 1. サルコイドーシス関連ぶどう膜炎

a：眼底写真．網膜静脈上に小白色病変(青矢頭)，網膜上にも複数の小白色病変(青矢印)，視神経乳頭発赤あり

b：蛍光眼底造影
FA(左上と左下)：網膜静脈に沿って結節性・分節性の蛍光漏出(黄矢印)を認める．視神経乳頭からも蛍光漏出あり
IA(右上と右下)：非特異的な小低蛍光斑を認める．

c：OCT．硝子体腔の小さな高輝度粒子(赤矢頭)や高輝度の debris(赤矢印)

d：FAF．硝子体混濁のブロックによる低輝度領域．網膜の輝度変化は認めない．

り，FA で網膜静脈上に分節性・結節性の蛍光漏出を呈する．また硝子体混濁は眼底写真や IR 画像でより明瞭に描出できる．OCT においては黄斑浮腫や網膜上および硝子体腔中に小さな高輝度粒子，硝子体混濁を反映した高輝度の debris を見ることがある(図 1)．脈絡膜肉芽腫も特徴的な所見の 1 つであり，検査眼鏡的に楕円形のくすんだ黄色病変として網膜のあらゆる領域で生じうる．OCT では病変は低反射性もしくは等反射性を示し，病変内部の性状は周囲の脈絡膜組織よりも均一である．病変部は IA では中間相の低輝度と，後期相においてびまん性の高輝度病変を認めるとされる[3]．

Vogt-小柳-原田病

Vogt-小柳-原田病(以下，原田病)は，日本人のぶどう膜炎の原因で 2 番目に多い疾患であり，全身のメラニン産生細胞を標的とした自己免疫性疾患で漿液性網膜剝離を伴う肉芽腫性汎ぶどう膜炎を呈する．他に内耳や髄膜にも炎症を生じるため，難聴や耳鳴り，無菌性髄膜炎などの全身症状を呈し，これらは原田病の診断のために重要な所見となる．晩期には白髪や皮膚の白斑，眼底には夕焼け状眼底と呼ばれる網脈絡膜の脱色素を生じることがある[4]．

脈絡膜の炎症を反映し，B モード法による超音波画像では，びまん性に肥厚した後極の脈絡膜が

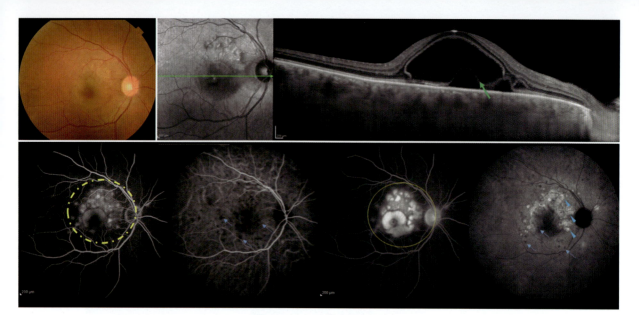

図 2. Vogt-小柳-原田病

a|b
c

a：眼底写真．後極部に漿液性網膜剥離
b：OCT．隔壁(緑矢印)を有する多房性の網膜下液．脈絡膜は肥厚し，強膜との境界が不明瞭
c：蛍光眼底造影．左から FA 中期，IA 中期，FA 後期，IA 後期
　FA：中期相で RPE 細胞層から点状あるいは斑状の旺盛な蛍光漏出(黄点線円内)，後期相で網膜剥離の範囲に一致した蛍光色素貯留所見(黄実線円内)を認める．
　IA：中期相・後期相ともに複数の小低蛍光斑(青矢印)．一部蛍光漏出を反映して過蛍光を認める(青矢頭)．

描出される．FA では初期相で脈絡膜充盈遅延による斑状低蛍光，中期相で RPE 細胞層から点状あるいは斑状の旺盛な蛍光漏出，後期相で網膜剥離の範囲に一致した蛍光色素貯留所見を認める．一方，IA では，炎症による脈絡膜の血管閉塞を反映し，限局性の灌流遅延や脈絡膜肉芽腫を反映した多数の低蛍光斑がみられる．そのため IA は潜在性脈絡膜炎症の評価にも有用であり，夕焼け状眼底への進行を予防するための中長期的な炎症管理に IA の応用が試みられている．OCT では，急性期の原田病において「隔壁を有する多房性の網膜下液」が特徴的所見とされる(図2)．この隔壁とされる高輝度ラインは炎症により生じたフィブリン膜により形成されていると推測されている．また OCT において RPE の波うち所見(RPE undulation)を見ることがある．この RPE 変化の全長を計測し係数化することにより原田病の重症度を推測することができると報告されている[5]．また，脈絡膜に焦点を合わせた enhanced depth imaging(EDI)-OCT を用いると，急性期の原田病に

おいて肥厚した脈絡膜が観察されることが知られている．この脈絡膜肥厚は病理学的切片で示されているように，RPE 下の肉芽腫性浸潤を反映しているものと理解されている．また原田病再燃時においても，再発前に脈絡膜再肥厚を認めることが指摘されているが，炎症の再発と関連なく脈絡膜の再肥厚が確認されることもあるため，画像の解釈に注意を要する．

ベーチェット病

ベーチェット病は口腔内アフタ性潰瘍，外陰部潰瘍，結節性紅斑様皮疹などの皮膚症状，それにぶどう膜炎を加えた 4 つを主症状とする全身性炎症性疾患であり，増悪と寛解を繰り返す，難治性の炎症性疾患である．眼科的には反復する前房蓄膿性虹彩毛様体炎，網脈絡膜炎を伴った非肉芽腫性汎ぶどう膜炎が特徴である．

ベーチェットによるぶどう膜炎の炎症活動期には網脈絡膜炎，網膜血管炎，網膜出血などがみられる．閉塞性の網膜血管炎により，網膜静脈分枝

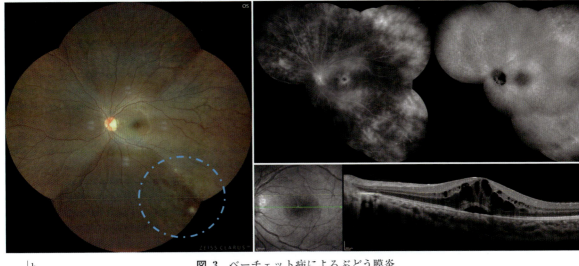

図 3. ベーチェット病によるぶどう膜炎
a：眼底写真．網膜色調は浮腫を反映してびまん性に乳白色変化を伴う．下方の赤道部の網膜では多数の網膜出血(青点線円内)を認める．
b：蛍光眼底造影
FA(左)：広範囲にわたる網膜毛細血管からの蛍光漏出「シダ状蛍光漏出」を認める．
IA(右)：非特異的所見のみ
c：OCT．網膜下液と網膜内浮腫を伴う囊胞様黄斑浮腫

閉塞症様の出血をきたすこともある(図3)．慢性期には視神経萎縮や網脈絡膜萎縮を認めることがある．蛍光眼底造影，特にFAは血管からの蛍光漏出や血管閉塞を描出するため，ベーチェット病の診断・評価における欠かせない検査方法である．所見としては，神経乳頭の過蛍光や網膜血管周囲炎による血管壁の組織染，広範囲にわたる網膜毛細血管からの蛍光漏出などを特徴とする．特に「シダ状蛍光漏出」と呼ばれる特徴的なびまん性の網膜毛細血管レベルの蛍光漏出はベーチェット病によるぶどう膜炎の80％以上に認められる(図3)．またこの「シダ状蛍光漏出」と呼ばれる蛍光漏出所見は炎症発作期のみならず，寛解期にもみられるため，潜在的な炎症の評価としても有用である．一方で，「シダ状蛍光漏出」はベーチェット病によるぶどう膜炎のみの特異的な所見ではないため，他の疾患との鑑別については注意を要する[6]．

ベーチェット病によるぶどう膜炎では，OCTで黄斑浮腫を認めることがあるが，特に漿液性黄斑剝離と黄斑上膜は視力予後への影響が報告されており，注意すべき所見と考えられている．またellipsoid zone(いわゆる視細胞内節/外節ライン)と視力予後との相関なども報告されている．さらに眼底所見を反映して，OCTにおいても視神経乳頭腫脹や，血管閉塞に伴う軟性白斑を反映した網膜内高輝度領域，萎縮病変における網膜菲薄などが認められる．また炎症の極期には脈絡膜が肥厚すると報告されているが，ベーチェット病と脈絡膜の関与については，さらなる研究結果が待たれる．いずれにせよ，OCTはベーチェット病によるぶどう膜炎の網膜状態について定性的・定量的評価を可能とするため，診断および経過観察にきわめて有用なツールである．

白点症候群

白点症候群とは，網膜深層から脈絡膜内層に白斑状の滲出斑を生じる疾患の総称であり，多発消失性白点症候群(multiple evanescent white dot syndrome：MEWDS)はその代表的疾患である．MEWDSは，1984年Jampolらによって報告された眼底に一過性の白点が多発する原因不明の網膜外層疾患である．近視眼の20〜40歳頃の若年女性に好発し，片眼性が多い．自覚症状は，片眼の急激な霧視，光視症，マリオット盲点拡大，視野欠

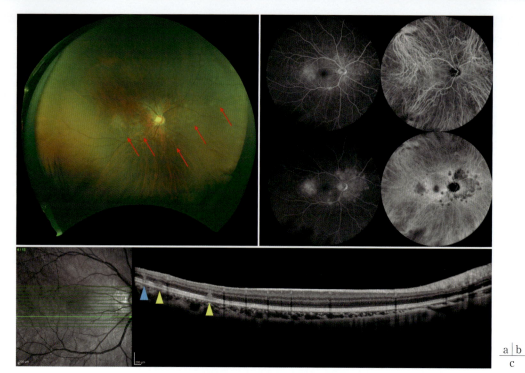

図 4. 多発消失性白点症候群（MEWDS）
a：眼底写真．右眼のみに後極～中間周辺部にかけて小白点および白斑（赤矢印）が散在
b：蛍光眼底造影
　上段（造影初期）；FA（左）：病変部位に一致した wreathlike pattern と呼ばれる点状過蛍光
　　　　　　　　　IA（右）：特異所見なし
　下段（造影後期）；FA（左）：病変部位は組織染様の過蛍光斑
　　　　　　　　　IA（右）：小白点および白斑に一致した明瞭な低蛍光領域
c：OCT．小白点病変部（青矢頭）は ellipsoid zone から外顆粒層にかけての垂直な線状高輝度病変．白斑病変部（黄矢頭）は ellipsoid zone のドーム状の高輝度病変

損などである．前駆症状として感冒症状を認めることがあるため，ウイルスによる感染が示唆されている．

眼底画像所見として，後極部から中間周辺部において約 100～200 μm の小白点が RPE から網膜深層に散在し，中心窩には顆粒状および白色浸潤病変を認める．白点は症状の改善とともに 4～8 週で自然消失する．

造影所見として，FA は造影初期～中期に wreathlike pattern（点状蛍光），後期に白点に一致した組織染を示し，IA では後期に白斑や小白点などの病変に一致した低蛍光斑を示す．OCT では白斑に一致した ellipsoid zone の途絶，小白点は外顆粒層に至る垂直な高輝度病変として示される．中心窩病変では RPE の分離所見などを認める．FAF も白斑に一致した過蛍光を示し，視神経乳頭周囲にも過蛍光や低蛍光病変を示す（図4）[7]．

重要な鑑別疾患に多巣性脈絡膜炎（multifocal choroiditis：MFC）が挙げられる．こちらも 30 歳前後の近視女性に好発する．両眼性が多いが，片眼性もある．眼底所見は黄白色の病変が後極部より周辺部により多くみられ，病変の分布は円周状に配列し，両眼性では左右非対称となる．白点病変は MEWDS のように消失せず，網脈絡膜瘢痕病巣となり，時に再発する．自然回復が期待できないことが多く，ステロイド内服治療を要すため，MEWDS との鑑別は重要である．

急性帯状潜在性網膜外層症

急性帯状潜在性網膜外層症（acute zonal occult outer retinopathy：AZOOR）は 1990 年代に Gass により提唱された疾患概念であり，眼底写真や蛍

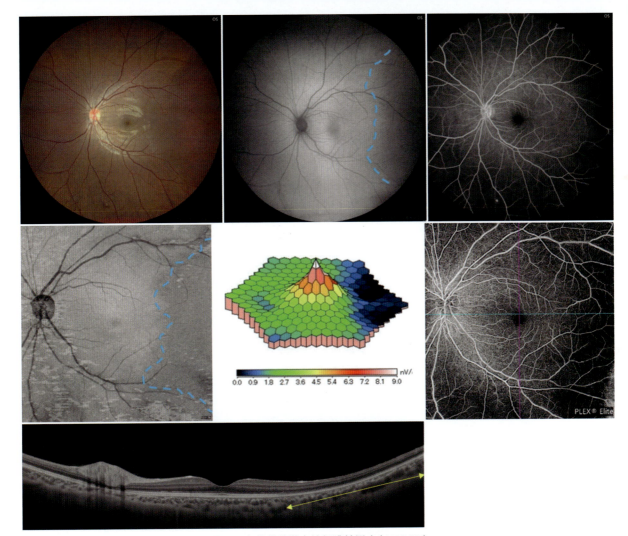

a	b	c
d	e	f
g		

図 5. 急性帯状潜在性網膜外層症(AZOOR)
a：眼底写真. アーケード様耳側で網膜色調変化
b：FAF. 網膜色調変化部位に一致した低蛍光(青点線)
c：FA. 特異的所見を認めず.
d：Enface OCT. (画像 ellipsoid zone レベル)網膜色調変化部位に一致した低輝度領域(青点線)
e：多局所 ERG. 鼻側で応答低下領域あり
f：OCTA. 特異的所見を認めず.
g：OCT. 黄斑部より耳側で広範囲に ellipsoid zone の不明瞭化(両黄矢印)

光眼底造影はほぼ正常であるにもかかわらず，網膜電図(ERG)や多局所 ERG の異常を示し，OCT において網膜外層障害を呈する疾患である．30代までの若い女性に多く，近視との関連が指摘されている[8]．

眼底所見は通常は特異的な所見を認めないが，数か月の経過とともに黄色/橙色の網脈絡膜萎縮を示すこともある．長期経過後に区域性，びまん性または乳頭周辺部に網膜色素変性様の網脈絡膜萎縮を示すこともあるとされるが，それら眼底変化は日本人より欧米人で多いとされる．FAF は正常のものからびまん性もしくは斑状の低蛍光領域を示すものまで様々である．

蛍光眼底造影は FA・IA ともに，視野欠損の部位に一致した異常所見が**みられない**ことが特徴になる．OCT は診断に重要なツールであり，視野欠損部に一致して ellipsoid zone の途絶・断絶が描出される(図5)．AZOOR の軽症例や回復期では

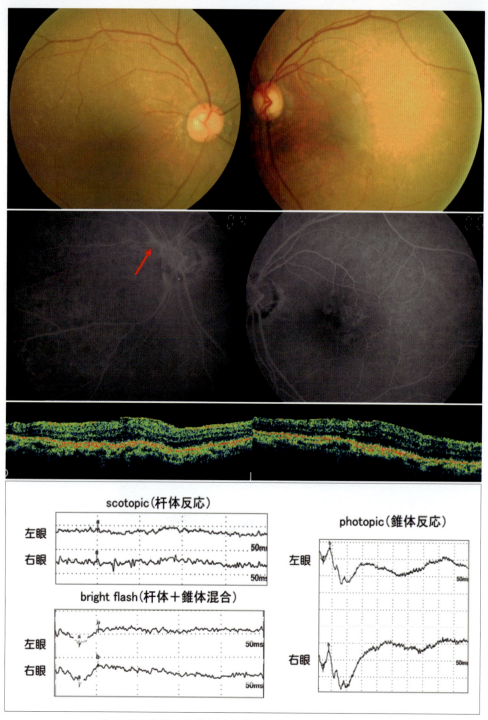

図 6. 肺小細胞癌を伴う腫瘍随伴性自己免疫網膜症(pAIR)
a：眼底写真．両眼に特異的所見を認めない．
b：FA
　左(左眼鼻側)：一部の血管に血管炎を示唆する淡い蛍光漏出を認める(赤矢印)．
　右(左眼後極)：黄斑部に淡い過蛍光を認める．
c：OCT．両眼に ellipsoid zone の不整・途絶を認める．
d：全視野 ERG．両眼で杆体応答は消失し，混合応答および錐体応答も大きく減弱している．

ellipsoid zone は正常で interdigitation zone のみ異常がみられることもある[9].

なお，AZOOR の重要な鑑別疾患は梅毒によるぶどう膜炎であり，診断時に必ず感染症を除外することを忘れてはならない.

自己免疫網膜症

自己免疫網膜症（autoimmune retinopathy：AIR）は，網膜組織が異常自己抗原として認識され重篤な網膜障害が引き起こされる稀な炎症関連疾患である．現在，AIR は癌を含む悪性腫瘍に随伴する腫瘍随伴性自己免疫網膜症（paraneoplastic AIR：pAIR）と，非担癌患者における進行性の網膜変性を伴う非腫瘍随伴性自己免疫網膜症（non-paraneoplastic AIR：npAIR）に分類される.

npAIR の主要診断項目は，①悪性腫瘍の除外が行われたのち，明らかな視力低下の原因を認めない，②ERG の異常，③血清中の抗網膜抗体の存在，④視力に影響しうる網膜変性などの眼底所見がないこと，⑤明らかな眼内炎症を認めないことの5点である[10].

AIR の眼底所見は軽度の色素変化，網膜血管の衰弱，視神経乳頭の蒼白，黄斑浮腫，網膜萎縮，網膜色素沈着などの非特異的な所見であるが，眼内炎症は認めない．pAIR では FAF は，黄斑周囲の過蛍光，視神経周囲の低蛍光，黄斑周囲の過蛍光リング，後極の低蛍光斑を示すことがある．OCT では外顆粒層と ellipsoid zone を含む網膜外層障害，網膜の菲薄化，嚢胞様黄斑浮腫（時に網膜分離所見）などがみられる．蛍光眼底造影は通常は FA・IA ともに特異的な異常を認めないが，網膜萎縮に対する window defect や黄斑浮腫や軽度の血管炎を反映した蛍光漏出を認めることがある．網膜機能評価のための全視野 ERG では，悪性黒色腫随伴網膜症（MAR）患者を除く pAIR 患者で，波形の減弱あるいは消失（a 波および b 波）が報告されている．双極細胞が障害される MAR 患者では，a 波はほぼ正常で b 波が減弱あるいは消失する均質な ERG パターンがみられる．一方，

npAIR は概して波形のびまん性の振幅低下を認める.

上記のように AIR の主要な診断的検査は，悪性腫瘍検索，ERG，OCT，FA，FAF，抗網膜抗体測定など多岐にわたるが，日本では網羅的な網膜抗体の測定の取り扱いがないため，実臨床においてはマルチモーダルイメージングを用いて，臨床的に（presumed）AIR を診断することになる（図6）.

まとめ

ぶどう膜炎の病因や病期，炎症の主座，重症度などによりぶどう膜炎の臨床形態は多様である．そのため非感染性ぶどう膜炎の診断にはマルチモーダルイメージングが必要不可欠であり，様々な画像検査を用いて多角的に疾患を評価する必要がある．一方で，画像診断はあくまで臨床検査の一部に過ぎず，それのみで確定診断に至ることはできない．特に梅毒，結核などの感染性ぶどう膜炎は様々なぶどう膜炎を模倣しうるため，確実に除外する必要がある．しかしながら，既存の画像技術の進化のみならず，近年の補償光学や AI（artificial intelligence）技術の革新とともに，ぶどう膜炎診療における画像検査の重要性は今後ますます注目されることは間違いないと考えられる.

文 献

1) Marchese A, Agarwal A, Moretti AG, et al：Advances in imaging of uveitis. Ther Adv Ophthalmol, **12**：2515841420917781, 2020.
   Summary ぶどう膜炎のイメージングについて，画像診断機器の有用性を実例とともに解説している.
2) サルコイドーシス診療の手引き作成委員会：サルコイドーシス診療の手引き2020. 日サ会誌, 2020. https://www.jssog.com/journal#journal-guide
3) Mahendradas P, Maruyama K, Mizuuchi K, et al：Multimodal Imaging in Ocular Sarcoidosis. Ocul Immunol Inflamm, **28**：1205-1211, 2020.
4) 村上茂樹，稲葉　裕，望月　学：我が国における Vogt-小柳-原田病の全国疫学調査とその頻度・分布に関する研究. 日眼会誌, **4**：389-392, 1994.

5) Hosoda Y, Uji A, Hangai M, et al：Relationship between retinal lesions and inward choroidal bulging in Vogt-Koyanagi-Harada disease. Am J Ophthalmol, **157**：1056-1063, 2014.

6) 大野重昭, 蕪城俊克, 北市伸義ほか：Behçet 病 (ベーチェット病)眼病変診療ガイドライン. 日眼会誌, **116**：394-426, 2012.

7) Papasavvas I, Mantovani A, Tugal-Tutkun I, et al：Multiple evanescent white dot syndrome (MEWDS)：update on practical appraisal, diagnosis and clinicopathology；a review and an alternative comprehensive perspective. J Ophthalmic Inflamm Infect, **11**：45, 2021.

8) 近藤峰生, 飯田知弘, 園田康平ほか：AZOOR の診断ガイドライン作成ワーキンググループ. 急性帯状潜在性網膜外層症(AZOOR)の診断ガイドライン. 日眼会誌, **123**：443-449, 2019.

9) Mrejen S, Khan S, Gallego-Pinazo R, et al：Acute zonal occult outer retinopathy：a classification based on multimodal imaging. JAMA Ophthalmol, **132**：1089-1098, 2014.

10) Sen HN, Grange L, Akanda M, et al：Autoimmune Retinopathy：Current Concepts and Practices(An American Ophthalmological Society Thesis). Trans Am Ophthalmol Soc, **115**：T8, 2018.
　　Summary　特に npAIR を中心に, 病態・診断・管理について網羅的に整理された論文である.

Monthly Book OCULISTA

2020. 3月増大号 No. 84

眼科鑑別診断の勘どころ

眼科における**鑑別診断にクローズアップした増大号**！
日常診療で遭遇することの多い疾患・症状を中心に、**判断に迷ったときの鑑別の"勘どころ"**をエキスパートが徹底解説！

編集企画

柳　靖雄　旭川医科大学教授
2020年3月発行　B5判　182頁　定価5,500円（本体5,000円＋税）

目次

小児の眼球運動異常，斜視の診断のすすめ方
成人の眼球運動異常，斜視の診断のすすめ方
眼瞼腫瘍を認めたら
結膜腫瘍の鑑別
角膜上皮びらんと遷延性角膜上皮欠損
難治性角膜疾患の鑑別―感染症を中心に―
角膜内皮障害の鑑別
前房炎症の見方
緑内障性視神経症と鑑別すべき疾患
視神経に腫脹を認めたら
視神経炎：最近の考え方―すばやく治療に入るための鑑別診断―
黄斑部に出血を認めたら
黄斑の滲出性変化の鑑別
眼底出血
黄斑円孔と偽円孔
ぶどう膜炎で硝子体混濁をきたすもの
眼底に白斑（白点）を認めたら
網膜色素上皮症・脈絡膜炎
感染性ぶどう膜炎の鑑別ポイント
脈絡膜腫瘍を疑った場合の検査所見

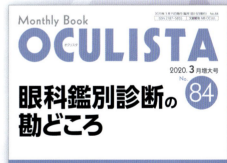

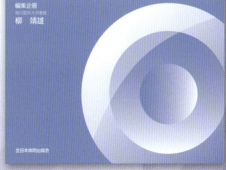

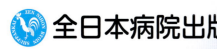

〒113-0033　東京都文京区本郷 3-16-4　Tel：03-5689-5989
www.zenniti.com　　　　　　　　　　　Fax：03-5689-8030

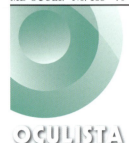

特集/隠れた所見を見逃すな！眼科画像診断アトラス

悪性リンパ腫を疑う画像所見

秋山雅人*

Key Words : 悪性リンパ腫(malignant lymphoma)，MRI，光干渉断層計(optical coherence tomography : OCT)

Abstract : 眼科医が日常診療で悪性リンパ腫に遭遇することは決して多くはないが，生命に影響することもあるため，見落としたくない疾患である．眼科領域では，結膜，眼窩，網膜・硝子体が主な発生部位である．結膜悪性リンパ腫は，細隙灯顕微鏡所見で疑い生検により確定診断をつけるが，眼窩から腫瘍が連続していることもあるため注意が必要である．眼窩悪性リンパ腫は，MRI 検査で疑うことが重要な疾患であり，生検で確定診断するが，IgG4 関連疾患やその他の原因によるリンパ増殖性疾患を画像から鑑別できるかが臨床上重要である．眼内悪性リンパ腫は，細隙灯顕微鏡に加えて光干渉断層計(optical coherence tomography : OCT)や蛍光眼底造影検査も参考になる．また，悪性リンパ腫の診断がついた際には，他臓器病変を評価し治療方針を決定するために PET-CT が必須となる．偶発的に撮像された画像所見から悪性リンパ腫を疑うことは診療では稀だと思われるが，各種リンパ腫の画像所見の特徴や検査の意義について理解することは，鑑別に迷う際に参考になると思われる．

はじめに

悪性リンパ腫は，血液系腫瘍であり白血球のリンパ球が悪性化し腫瘍を形成するものである．発生元の細胞により，B 細胞リンパ腫，T 細胞リンパ腫，NK 細胞リンパ腫，ホジキンリンパ腫に大別されるが，眼部の悪性リンパ腫では B 細胞リンパ腫が圧倒的に多い．

眼部でリンパ腫が生じる部位として，結膜，眼窩，眼内(主に網膜・硝子体，稀に虹彩や脈絡膜)があり，非常に稀ではあるが眼瞼や涙道にも悪性リンパ腫が発生することがある．硝子体網膜悪性リンパ腫は中枢神経悪性リンパ腫として扱われることから，発生部位については硝子体網膜と眼付属器を大きく区別して考えるのが良い．診療における基本は，悪性リンパ腫の可能性を念頭におくことであり，結膜下の腫瘤性病変，眼球突出や眼球運動と眼位の異常など眼窩占拠性病変を疑う所見，硝子体混濁や網膜下病変を見た際には悪性リンパ腫を疑う必要がある．悪性リンパ腫の診断は，原則として生検による病理組織検査であり，免疫グロブリン遺伝子再構成やフローサイトメトリー，染色体検査の結果が鑑別に有用であることから可能な限り生検時に十分な組織を取得し，これらの検査に提出することが望ましい．また，組織診断により悪性リンパ腫と診断した際には，治療方針決定のために眼外病変の検索のために PET-CT を用いて評価し病期判定を行う．

本稿では，悪性リンパ腫の画像所見と鑑別すべき疾患について概説する．

---

* Masato AKIYAMA, 〒812-8582 福岡市東区馬出 3-1-1 九州大学大学院医学研究院眼病態イメージング講座，講師

結膜悪性リンパ腫

結膜悪性リンパ腫は，細隙灯顕微鏡では特徴的な所見を呈するため，実際に見たことがあれば疑うのは難しくはない．好発部位は下眼瞼円蓋部であり，球結膜や上眼瞼円蓋部に発生することもある．結膜下にサーモンピンク色の充実性腫瘤が認められ，表面は平滑である（図 1-a）．また，両眼性であることも珍しくはなく，対側の評価も慎重に行うべきである．組織学的には，MALT（mucosa-associated lymphoid tissue）リンパ腫が最も多いが，8％程度で濾胞性リンパ腫もみられることが報告されている[1]．MALT リンパ腫は，結膜下のびまん性の病変で，隆起がなだらかであることが多いが，濾胞性リンパ腫では多結節性や小葉状の外観（図 1-b）であることが多い．また，主座が眼窩にある悪性リンパ腫が腫瘍の増大に伴い結膜下に進展していることもあるため（図 2），結膜の悪性リンパ腫でも眼窩病変の鑑別を目的に眼窩の画像的評価を撮像することが望ましい．

細隙灯顕微鏡で悪性リンパ腫を疑えば，それを根拠に組織生検に進んで問題ないと思われるが，前眼部 OCT（anterior-segment OCT）を用いると，結膜下に低反射の比較的均一に描出される病変として腫瘍を同定することができる（図 2-d）．病変が多発する場合にはすべての箇所の生検を行う意義は低く，細隙灯顕微鏡で病変であるか判断に迷う際には撮像することで腫瘍の存在を確認することに役立つ可能性がある．

眼窩悪性リンパ腫

眼窩腫瘍を疑う所見として，眼位異常，眼球運動障害，眼球突出があり，眼窩先端部の腫瘍では動眼神経麻痺や圧迫性視神経症などの眼窩先端部症候群を呈することもある．注意したい点として，眼窩腫瘍による眼球突出に伴い眼瞼下垂を生じることがあり，眼瞼下垂として紹介されることがある．このような症例に誤って眼瞼下垂手術を行うことがないように，先に挙げた所見に注意を

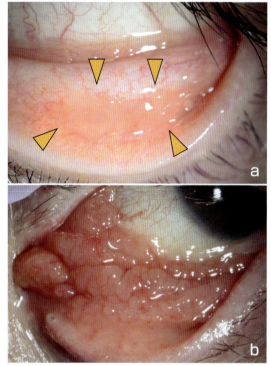

図 1．結膜悪性リンパ腫の臨床像
a：結膜 MALT リンパ腫．結膜下に乳白色の腫瘤性病変が認められる（黄色三角）．凹凸はあまりみられず，表面は比較的平坦である．
b：結膜濾胞性リンパ腫．円蓋部結膜を中心に瞼結膜や球結膜，涙丘部にかけて多結節性の腫瘤性病変が認められる．

払い眼窩の占拠性病変の可能性があれば，画像的評価を行うことが重要である．

眼窩腫瘍が疑われた際には，CT もしくは MRI を用いて眼窩の画像的評価を行う．撮像条件に関して，頭部条件では撮像範囲に眼窩がすべて含まれないことがあり，撮像スライス厚も比較的厚いため，眼窩条件で撮像することが望ましい．近医脳神経外科などで頭部条件の MRI が撮像されている際には，再検査の必要性について検討する．CT と MRI のどちらを選択するかという点については，MRI を撮像することを勧めたい．理由としては，被曝を伴わないだけでなく，T1 強調画像（T1WI），T2 強調画像（T2WI）に加えて様々な条件で腫瘍の性状に関する情報を取得することが可能であり，後述するように拡散強調画像（diffusion weighted image：DWI）が悪性リンパ腫の鑑別に

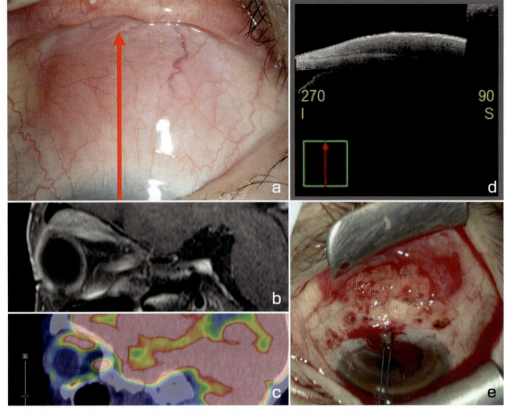

図 2. 結膜下に進展した眼窩悪性リンパ腫
上方の結膜下にピンク色の腫瘍を認める(a). MRIでは,上直筋の上方に腫瘤性病変を認め,結膜下の病変との連続性が示唆される(b). PET-CTでは,病変の強い集積を認め悪性リンパ腫を疑う所見である(c). 同部位をCASIA2®で撮像すると,結膜下に比較的均一に描出される腫瘤が観察される(d). 同部の結膜を切開すると結膜下に乳白色の病変を認め(e),組織を採取し病理に提出し,悪性リンパ腫と診断した.

有用であるためである.また,眼窩に腫瘍が確認された際には,通常生検による組織診断を行うことが必要であり,外科的アプローチについて検討するため3方向(水平断,冠状断,矢状断)を撮像しておくのが望ましい.CTは眼窩周囲の骨の状態を評価することに優れており,眼窩腫瘍の存在が確認された後に,骨の菲薄化や破壊像の評価や,手術で骨切りが必要な場合の術前検査として行うことが多い.悪性リンパ腫の場合に限ると,腫瘍が眼窩深部に存在する場合に,前頭骨から頬骨の骨切りを行い生検をすることがあるが,それ以外ではCTを撮像することは稀である.

MRI検査でリンパ腫病変は,T1WIとT2WIでは等信号強度を呈することが多く,ガドリニウム造影で均一に増強される.病変の形には特徴があり,低悪性度の悪性リンパ腫では組織破壊を起こすことは稀であり,組織の隙間に広がっていくような形態(molding)を呈する.逆に,骨破壊像を認めた場合には,高悪性度であることが示唆されるため,緊急性が高いと考えるべきである.鑑別が重要なのは炎症に伴う偽腫瘍であり,DWIが鑑別に有用とする報告がある[2].DWIは分子のブラウン運動の程度を画像化するもので,悪性リンパ腫のように組織の細胞密度が高い部位では自由に動ける分子が少ないため高信号となる(図3-a).また,DWIで高信号となる部位はT2WIでも高信号となることから,この影響を調整したapparent diffusion coefficient(ADC)マップが判定に有用である(図3-b).筆者らの施設でも,眼窩腫瘍の画像を評価する際には,DWIとADCを参照し鑑別に役立てている.眼窩悪性リンパ腫で特徴的な画像所見を呈する病型にマントルリンパ腫があり,

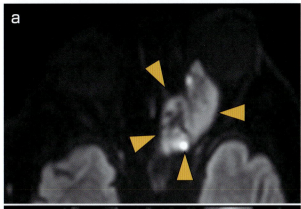

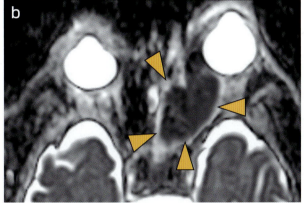

図 3. 左眼窩悪性リンパ腫(DLBCL)の拡散強調画像
左眼窩の眼球後方から鼻腔内に連続する腫瘍性病変を認める．拡散強調画像(DWI)では高信号を呈し(a：黄色三角)，ADCマップ(b：黄色三角)で同部位は低信号であり，悪性リンパ腫を疑う所見である．

約7割で両側性に病変を生じることが報告されている[3]．このため，画像所見では一見両側性の涙腺腫大のように見えるため注意が必要である(図4)．また，悪性リンパ腫を疑った際にも，他の疾患の可能性を考えることは重要である．例えば，IgG4関連疾患では，三叉神経や外眼筋の腫大があり(図5)，このような病変を見た際には眼窩にリンパ腫を思わせる病変があっても偽腫瘍の可能性を疑う根拠となる．IgG4関連疾患の画像所見については，次稿でも解説される．

硝子体網膜悪性リンパ腫

硝子体網膜悪性リンパ腫(vitreoretinal lymphoma：VRL)は，中枢性悪性リンパ腫の一部に分類され，生命に関わる重要な疾患である．病型は90%以上がびまん性大細胞型B細胞リンパ腫

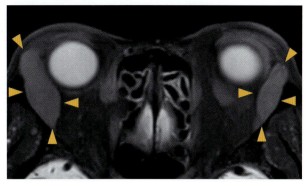

図 4. 両側の涙腺部に発生したマントルリンパ腫のMRI
T2WIにおいて，両側の涙腺部にやや高信号な腫瘍性病変を認める(黄色三角)．一見，両側の涙腺腫大のようでありIgG4関連眼疾患と類似したMRI所見であるが，生検の結果はマントルリンパ腫であった．

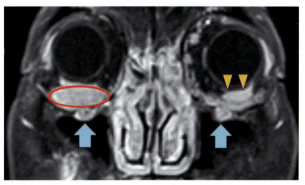

図 5. 偽腫瘍を形成したIgG4関連眼疾患
右下眼瞼部に腫瘤があり，眼窩造影MRIを施行した．赤で囲まれた箇所に増強される腫瘍性病変を認めるが，これは偽腫瘍である．青矢印は，腫大した眼窩下神経であり，IgG4関連疾患で特徴的にみられる所見である．また，黄色三角で示されるように下直筋も腫大しており，悪性リンパ腫では一元的に説明することは困難である．

(diffuse large B cell lymphoma：DLBCL)であると考えられている．眼病変だけを呈するものを，primary vitreoretinal lymphoma(PVRL)と呼び，他の病変に引き続き生じた眼内悪性リンパ腫と区別される．

臨床的には，眼科所見は仮面症候群の1つとして有名であり，日本眼炎症学会の2016年の調査では基幹病院におけるぶどう膜炎症例のうち2.6%は悪性疾患に関連するものであり，そのうち9割以上が悪性リンパ腫であったと報告している[4]．臨床所見として，9割程度の患者では硝子体混濁を呈し，他の硝子体混濁を生じるぶどう膜炎との

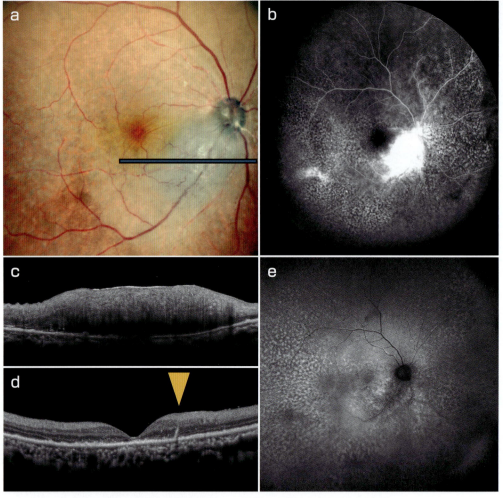

図 6. 硝子体網膜悪性リンパ腫の画像検査（硝子体生検後）

a：硝子体網膜悪性リンパ腫の眼底写真．黄斑部から耳側にかけて眼底の色調が不均一であり，網膜色素上皮（RPE）レベルの異常が疑われる．視神経乳頭下方に網膜の腫瘤性病変を認める．青線部は，c に示した OCT の撮像範囲を示す．

b：フルオレセイン蛍光眼底造影検査（早期）では，広範な顆粒状の過蛍光が観察され，網膜の腫瘤性病変部は強い過蛍光を呈している．視神経乳頭上方の静脈周囲にはシダ状の蛍光漏出像を認め，静脈炎を示唆する所見である．

c：網膜腫瘤部の OCT．a の眼底写真の青線部の断面を示している．RPE の層構造は保たれており，脈絡膜ではなく網膜の病変であることが確認できる．腫瘤部の網膜層構造は不明瞭であり，組織障害が示唆される．表層には網膜前膜を認める．

d：同じ患者の黄斑部 OCT．中心窩近傍に RPE から連続する高反射域を認め，vertical hyperreflective lesion（VHRL）と考えられる（黄色三角）．また，RPE が不均一に描出されリンパ腫細胞の組織浸潤が示唆される．

e：眼底自発蛍光．斑状の過蛍光が眼底全体に観察される．腫瘤部は周囲に比較し，やや低蛍光である．

鑑別が重要である．ステロイド治療への反応が乏しい硝子体混濁では眼内悪性リンパ腫を疑うべきである．診断は，硝子体混濁を伴っている場合には硝子体生検が行われるが，硝子体混濁を伴わない症例では網膜下組織の採取が必要であり，侵襲性が高く慎重な判断が必要となることから，眼底画像所見についても十分に把握してくことは重要である．

網膜病変は，網膜色素上皮（RPE）下に出現することが多く，病変の存在部位と組織障害の程度に

より画像検査では様々な所見を呈する(図6)[5]. 光干渉断層計(optical coherence tomography：OCT)では，病巣部は網膜外層の高反射域として観察されることがあることに加え，網膜を穿通するような高反射域(vertical hyperreflective lesion)が本疾患に特異的であり，悪性リンパ腫を疑う所見であるとする報告がある[6]. 眼底自発蛍光は，様々なパターンを呈し，RPEより硝子体側に病変が存在する場合には低蛍光となるが，病変部が過蛍光となることもある. 眼底自発蛍光は，悪性リンパ腫を疑う根拠とはなりにくいが，病変の範囲を把握するのにはある程度有用であると思われる.

おわりに
～専門医に相談するときのポイント～

本稿では，眼科医が遭遇しうる悪性リンパ腫の画像検査について概説した. 画像検査は腫瘍の存在の確認や鑑別に有用であるが，診療において最も重要なのは一般眼科検査で腫瘍の存在を疑うことであり，眼位や眼球運動の評価に加え，細隙灯顕微鏡による診察で注意深く観察することが重要である. また，診断は生検が基本となるが，特に眼内悪性リンパ腫のように生検の機会が限られた疾患では，疑った時点で治療が可能な専門機関へ紹介することが望ましい. また，患者が未診断の状態で専門機関への紹介を拒み，自施設で生検を余儀なくされることもあるかもしれない. この際に重要なのは，生検前に前眼部写真やMRIなど画像検査を行ったうえで切除することである. また，眼窩悪性リンパ腫では，DLBCLのような悪性度が高い腫瘍の場合に，急速な増大により急激

な眼球突出や眼窩先端部症候群をきたすこともあることから，問診の際には症状の変化に注意し急速な増大が示唆される場合には，すぐに専門機関へ紹介することが望ましい.

文　献

1) Kirkegaard MM, Coupland SE, Prause JU, et al：Malignant lymphoma of the conjunctiva. Surv Ophthalmol, **60**：444-458, 2015.

2) Haradome K, Haradome H, Usui Y, et al：Orbital lymphoproliferative disorders(OLPDs)：value of MR imaging for differentiating orbital lymphoma from benign OPLDs. AJNR Am J Neuroradiol, **35**：1976-1982, 2014.
   Summary 眼窩のリンパ増殖性疾患におけるMRI検査の有用性に関する東京医科大学のグループから報告.

3) Rasmussen P, Sjö LD, Prause JU, et al：Mantle cell lymphoma in the orbital and adnexal region. Br J Ophthalmol, **93**：1047-1051, 2009.

4) Sonoda KH, Hasegawa E, Namba K, et al：JOIS(Japanese Ocular Inflammation Society)Uveitis Survey Working Group：Epidemiology of uveitis in Japan：a 2016 retrospective nationwide survey. Jpn J Ophthalmol, **65**：184-190, 2021.

5) Xu LT, Huang Y, Liao A, et al：Multimodal diagnostic imaging in primary vitreoretinal lymphoma. Int J Retina Vitreous, **8**：58, 2022.
   Summary 硝子体網膜リンパ腫の診断に関する総説で様々な所見について解説がある.

6) Deák GG, Goldstein DA, Zhou M, et al：Vertical Hyperreflective Lesions on Optical Coherence Tomography in Vitreoretinal Lymphoma. JAMA Ophthalmol, **137**：194-198, 2019.
   Summary 硝子体網膜リンパ腫を疑うOCT所見について提案したケースシリーズ論文.

Monthly Book

OCULISTA
オクリスタ

2023.**3**月増大号

No. **120**

今こそ学びたい！眼科手術手技のABC

編集企画

太田俊彦
順天堂大学医学部附属静岡病院特任教授

2023年3月発行　B5判　166頁
定価5,500円（本体5,000円+税）

代表的な眼科手術手技の基本について丁寧に解説された本特集は、これから学ぶ方はもちろん、専門外の手術を知りたい方にもおすすめの一冊です！

目次

- 針と麻酔の科学
- 術者と術野の消毒、感染予防・治療対策
- 眼瞼手術
- 霰粒腫手術
- 涙道内視鏡手術
- 涙嚢鼻腔吻合術
- 翼状片手術
- 斜視手術
- 角膜手術
- 白内障手術
  —超音波乳化吸引術（PEA）、後嚢破損時の対処法—
- 白内障手術
  —特殊症例：散瞳不良・小瞳孔例、チン小帯脆弱・断裂例—
- 白内障手術
  —IOL 二次挿入術・27G 鑷子を用いたレンズ強膜内固定術—
- 緑内障手術—トラベクレクトミー—
- 緑内障手術—低侵襲緑内障手術（MIGS）—
- 緑内障手術—チューブシャント手術—
- 網膜硝子体手術—裂孔原性網膜剥離—
- 網膜硝子体手術—黄斑手術—
- 網膜硝子体手術—増殖硝子体網膜症—
- 眼窩手術
- 屈折矯正手術—LASIK＆ICL—

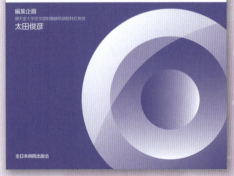

全日本病院出版会

〒113-0033　東京都文京区本郷 3-16-4　Tel：03-5689-5989
www.zenniti.com　　　　　　　　　　　　Fax：03-5689-8030

特集/隠れた所見を見逃すな！眼科画像診断アトラス

涙腺の腫脹の画像所見

高比良雅之*

Key Words: magnetic resonance imaging:MRI, 涙腺(lacrimal gland), 特発性眼窩炎症(idiopathic orbital inflammation), IgG4関連疾患(IgG4-related disease), リンパ腫(lymphoma), 癌(carcinoma)

Abstract：涙腺の腫脹をきたす病態は，①感染症，②IgG4関連疾患に代表される非感染性の炎症，③腫瘍に大別される．感染症による涙腺炎，眼窩蜂巣炎が疑われる場合には，まずは抗菌薬の全身投与を優先させる．MRI(不可能な場合にはCT)によって，多形腺腫，涙腺の癌などの腫瘍が疑われる際には，生検あるいは腫瘍摘出による病理診断を計画する．涙腺部の発赤や疼痛などの急性炎症症状に乏しく，また画像で腫瘍も否定的な場合に多い病態としては，特発性眼窩炎症としての涙腺炎が挙げられ，ステロイドの全身投与により改善がみられる．両側の涙腺腫脹をみる場合には，IgG4関連疾患である可能性があり，採血でIgG4上昇の有無，涙腺生検でのIgG4染色陽性の有無を確認する．IgG4関連眼疾患の治療に際しては特にMALTリンパ腫との鑑別が必要であり，涙腺生検による鑑別診断が重要である．

はじめに

涙腺は，上眼瞼の耳側の皮下から眼窩にわたる主涙腺と，眼瞼結膜や円蓋部結膜に開口する副涙腺とに大別される．涙腺の腫脹というとき，通常では主涙腺の腫脹を意味するので，本稿では主涙腺部の病態を扱う．涙腺の腫脹は，視診では眼瞼腫脹や眼瞼下垂の症状として捉えられ，magnetic resonance imaging(MRI)や computed tomography(CT)などの画像検査によってその病態が確認される．涙腺の腫脹をきたす病態は，①感染症，②IgG4関連疾患に代表される非感染性の炎症，③腫瘍に大別され，本稿ではそれらの代表的な疾患について，その画像所見を中心に解説する．

正常涙腺とその画像所見

主涙腺は眼瞼挙筋腱膜の外側端によって眼窩葉と眼瞼葉に不完全に分けられるが，MRIやCT画像で両者を区別することは困難である．正常な主涙腺の大きさは個人差があるが，画像の軸位断(水平断)では，その前方は眼窩骨縁より5mmほど前に位置し，後方は眼窩骨縁から奥におよそ10～15mmに達して眼球に接するように位置する(図1-a)．また冠状断ではその下方は外直筋の上方に接する(図1-b)．涙腺は腺房と導管からなる外分泌腺である．涙液の分泌を行う涙腺の終末部は漿液性の腺房細胞で構成される．腺房細胞で産生，分泌された涙液は円柱上皮細胞により構成される導管から排出される．腺房細胞から移行した小葉内導管は集まって小葉間導管となり，さらに排出導管に集合する．涙腺からは10～15本ほどの導管が出て結膜円蓋部に開口する．主涙腺には

---

* Masayuki TAKAHIRA, 〒920-8641 金沢市宝町13-1 金沢大学附属病院眼科，講師・病院臨床教授

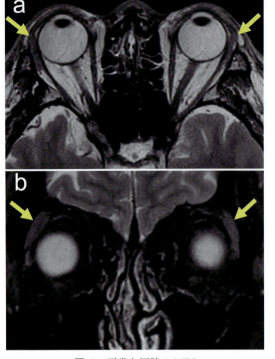

図 1. 正常な涙腺の MRI
a：成人男性における眼窩部 MRI 軸位断．正常の主涙腺(矢印)は眼窩外側壁骨縁に接し，その一部は眼窩骨縁より前方に位置する．
b：同症例の MRI 冠状断における主涙腺(矢印)

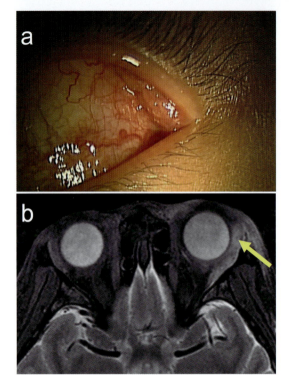

図 2. 感染性涙腺炎
a：成人男性の左涙腺開口部に発赤，腫脹，球結膜の充血がみられた．
b：MRI では左涙腺の腫大(矢印)がみられた．

眼動脈の分枝である涙腺動脈が分布し，涙腺静脈は眼静脈に流入する．

感染による涙腺炎

急性涙腺炎の多くは主涙腺の細菌感染によるものである．それに伴う眼瞼腫脹と結膜充血は主涙腺の開口部である耳側に強く，それに比較して鼻側ではその所見が弱いことが，涙腺炎を疑う要点である．耳側の球結膜・眼瞼結膜の充血が顕著で(図 2-a)，時には貯留した膿の排出がみられ，上眼瞼耳側の発赤・腫脹，疼痛を伴う．MRI や CT の画像検査では罹患側の涙腺は腫脹し，境界が不明瞭な炎症の所見がみられる(図 2-b)．感染を伴わない慢性の涙腺貯留囊胞(後述)でも耳側球結膜の腫大をみるが，眼瞼の発赤や疼痛を伴わないことから鑑別される．治療では，抗菌薬の全身投与に反応するが，睫毛の迷入がある場合など抗菌薬に反応しにくい症例では手術による排膿を要する．

非感染性涙腺炎

1. 涙腺貯留囊胞

細菌感染を伴わず慢性の経過をとる病態の 1 つに涙腺貯留囊胞が挙げられる．典型的には，片側の主涙腺の開口部付近，すなわち外眼角部付近の結膜が球状に膨隆する形状を呈する(図 3-a)．一方で，深部の涙腺貯留囊胞では結膜面の膨隆が目立たないことがある．MRI では T2 強調画像で高信号の貯留液を有する囊胞の構造が確認される(図 3-b)．通常，自然消退は望めないので手術による囊胞の摘出を行う．手術では，できる限り囊胞壁を破らないように剝離を進めるが，多くの場合にどこかで破れて内容が流出する．

2. 特発性眼窩炎症としての涙腺炎

細菌感染によらずに主涙腺の慢性炎症をきたす病態の 1 つであり，サルコイドーシスや IgG4 関連疾患など特定の疾患が否定された病態が特発性

眼窩炎症である．その病変が主涙腺部にあると眼瞼腫脹・発赤，眼瞼下垂を呈し，見た目では感染性蜂巣炎との鑑別が困難な場合もある（図 4-a）．一方で，特発性眼窩炎症の病変の主座が眼窩深部に存在する場合には，眼瞼腫脹がみられないこともある．MRI や CT では，主涙腺部とその周囲に境界不鮮明な病変がみられ（図 4-b，c），境界が鮮明な腫瘍病変（後述）とは異なる．ただし，ある種の腫瘍では境界不鮮明な病変の像を呈することもあり，なるべくその病変の病理を確認することが望ましい（図 4-d）．治療では，病態の初期には感染性蜂巣炎との鑑別が難しいことがあるので，抗菌薬の全身投与を優先し，それに反応がなく特発性眼窩炎症と考えられる場合には，コルチコステロイドの全身投与を行う．

IgG4 関連疾患

ヒト血清中の抗体 IgG の 4 つの分画のうち IgG4 が血清で上昇し，かつ全身の諸臓器に IgG4 陽性形質細胞の浸潤がみられる炎症性疾患が IgG4 関

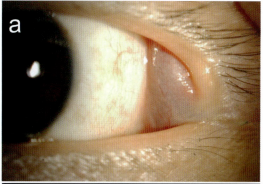

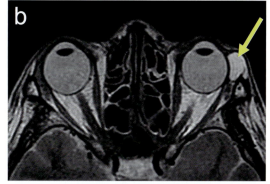

図 3．涙腺貯留囊胞
a：成人女性の左外眼角部，涙腺開口部の結膜が球状に膨隆していた．
b：MRI の T2 強調画像では，同部に高信号の涙腺囊胞（矢印）が確認された．

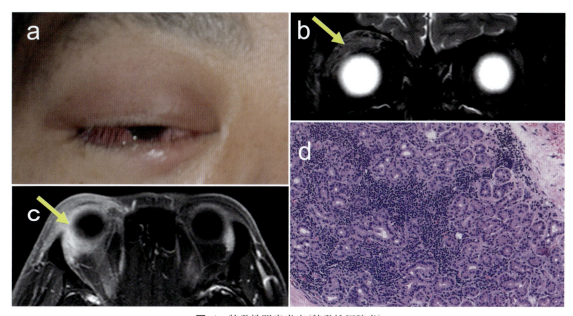

図 4．特発性眼窩炎症（特発性涙腺炎）
a：成人男性の右眼瞼に発赤・腫脹がみられた．
b，c：MRI では右涙腺部を中心として，境界不鮮明な炎症所見（矢印）がみられた．
d：涙腺生検では腺房間にリンパ浸潤がみられたが，リンパ腫は否定された．

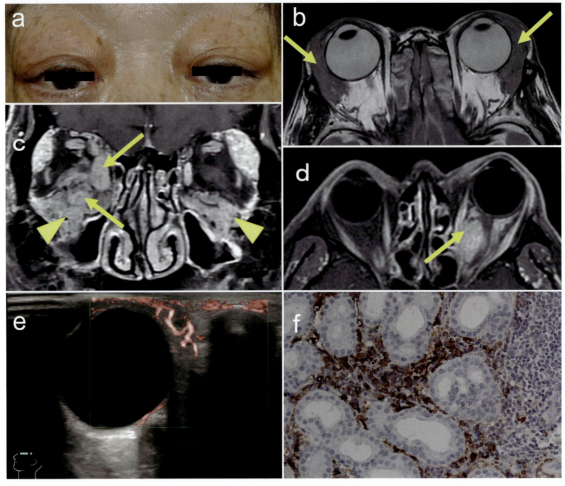

図 5. IgG4 関連眼疾患
a：成人女性に両側眼瞼の耳側の腫脹がみられ，高 IgG4 血症を伴っていた．
b：a の症例の MRI では両側涙腺の腫大(矢印)がみられ，涙腺生検にて IgG4 涙腺炎と診断された．
c：IgG4 関連疾患の成人男性の MRI において，外眼筋の腫大(矢印)，三叉神経第 2 枝の腫大(矢頭)がみられた．
d：成人男性の左視神経周囲に腫瘤(矢印)がみられ，高 IgG4 血症を伴っていた．
e：IgG4 関連涙腺炎の超音波検査では，エコーの不均衡な像や血流の増加がみられた．
f：IgG4 関連疾患の成人男性の涙腺生検において，涙腺の腺房周囲に多数の IgG4 陽性形質細胞浸潤がみられた．

連疾患である．その疾患概念の始まりは2001年にHamanoらが自己免疫性膵炎の症例群において高IgG4血症をみることを報告したことによる．次いで，2003 年に Yamamoto らは Mikulicz 病が IgG4 関連であることを報告した．その後の症例の蓄積によって 2011 年に本邦より IgG4 関連疾患の包括診断基準が報告され，2020 年にはその改訂版が報告された[1]．眼領域も IgG4 関連疾患の好発部位であり，その病態を IgG4 関連眼疾患と呼称する．IgG4 関連眼疾患で最も頻度の高い病変は涙腺腫大であり，その典型的な病態は，涙腺と唾液腺の対称性腫大を呈する IgG4 関連 Mikulicz 病である(図 5-a, b)．視診では両側眼瞼の涙腺部(外側)の腫脹がみられる(図 5-a)．画像検査では，対称性の涙腺腫大，唾液腺腫大はスクリーニングで撮影される軸位断の CT でも確認できるが，他の眼窩病変の評価のためにも眼窩部 MRI の撮影が望ましい(図 5-b〜d)．涙腺腫大の様子は超音波検査でも捉えられ，症例によってはエコーの不均衡な像や血流の増加が確認できる(図 5-e)．IgG4 関連

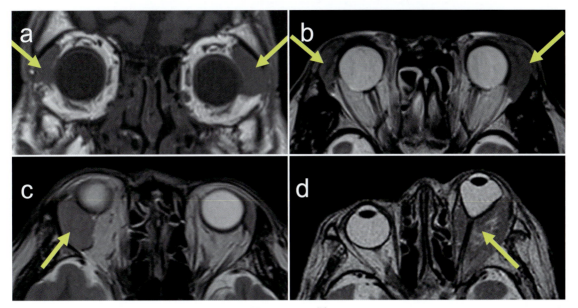

図 6. リンパ腫
a, b：成人男性の両側涙腺腫大がみられ（矢印），骨破壊像はみられなかった．
左涙腺の生検にて MALT リンパ腫と診断された．
c：成人男性の右涙腺部に腫瘤がみられ（矢印），その生検にて，びまん性大細胞
型 B 細胞リンパ腫（DLBCL）と診断された．
d：成人男性の左眼窩に充満する腫瘤（矢印）により眼球は著しく突出・変形し，
左眼は失明状態であった．生検により DLBCL と診断された．

眼疾患の病変は涙腺以外にもしばしばみられ，その主要な病変は涙腺腫大，三叉神経腫大，外眼筋腫大の3つであり（図5-b, c），それは2015年に公表されたIgG4関連眼疾患の診断基準[2]にも明示されている．三叉神経の腫大はIgG4関連疾患にかなり特異度の高い病態であり，その検出にはMRIの冠状断の画像が必要である．三叉神経第1枝の眼窩上神経・前頭神経あるいは第2枝の眼窩下神経の腫大がみられる（図5-c：矢頭）．これらの三叉神経腫大が顕著であっても知覚麻痺を伴うことはない．外眼筋腫大もIgG4関連眼疾患ではしばしばみられる病態である（図5-c：矢印）．IgG4関連眼疾患の病態において最も留意すべきは，重篤な視力や視野障害をきたしうる視神経症である（図5-d）[3]．視神経を取り囲むような腫瘤（図5-d）や腫脹した外眼筋の深部での圧迫による視神経の他に，肥厚性硬膜炎も視神経症の原因となる．この他のIgG4関連眼疾患としては，びまん性脂肪病変，眼窩腫瘤病変，眼瞼病変と呼称される病変，血管周囲にみられる病変，強膜病変，

涙道を含む鼻腔・副鼻腔の病変，さらには頭蓋に及ぶ病変なども報告されている．IgG4関連眼疾患の確定診断には病理診断が必要で，その多くは涙腺生検によりIgG4染色陽性の形質細胞浸潤を確認する（図5-f）．病理診断の際に留意すべきは，リンパ腫，特にMALT（mucosa associated lymphoid tissue）リンパ腫との鑑別である（次項を参照）．

リンパ腫

眼窩に発症するリンパ増殖性疾患のうち，本邦で最も多いのはMALTリンパ腫であり[4]，低悪性度リンパ腫に属する．MALTリンパ腫は片側の眼窩に発症することが多いが，両側性の症例もみられ，涙腺部もその好発部位である（図6-a, b）．眼窩部MALTリンパ腫のMRIやCTでは，骨破壊像はみられず，腫瘍は眼球をそれほど圧排することなく，それに沿って進展するような形態をとる（図6-a, b）．反応性リンパ過形成あるいはIgG4関連眼疾患といった良性のリンパ増殖性疾患との鑑別が重要で，病理診断以外に，検体を用いた

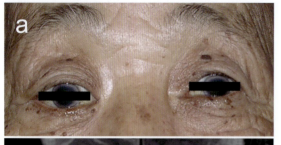
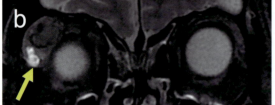
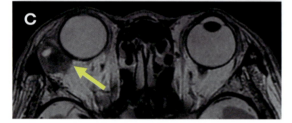

図 7. 涙腺多形腺腫
a：成人男性に右眼球の下方偏位がみられた.
b, c：MRIでは右涙腺部に腫瘤がみられ（矢印），T2強調画像で一部に高信号がみられた．骨破壊像はみられなかった．手術により腫瘍を全摘出し，病理では多形腺腫であり，悪性像のないことが確認された．

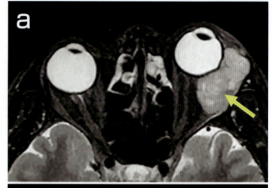
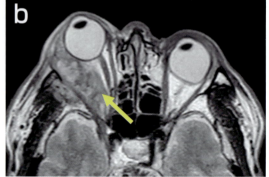

図 8. 涙腺の癌
a：成人男性の左涙腺部にみられた腺様嚢胞癌（矢印）．腫瘍を全摘出し，術後に陽子線照射を行った．
b：成人男性の右涙腺部の多形腺腫源癌（矢印）．眼窩骨の破壊像がみられた．眼窩内容除去術の後，照射を行ったが，間もなく遠隔転移を生じ他界した．

IgH遺伝子再構成のサザンブロッド（あるいはPCR）やフローサイトメトリーがその鑑別に有用である．眼窩MALTリンパ腫においては，時に高IgG4血症や病理でのIgG4染色陽性像がみられる．すなわちIgG4関連疾患を背景にMALTリンパ腫が発症する場合があり，一方でMALTリンパ腫自体がIgG4陽性像を呈することもある．眼窩MALTリンパ腫の診断が確定したら，ステージングのうえ，放射線照射や化学療法（リツキサン単独療法など）の適応となる．

眼窩に生じるリンパ腫では，MALTリンパ腫に次いでびまん性大細胞型B細胞リンパ腫（DLBCL）（図6-c, d）と濾胞性リンパ腫（FL）の頻度が高く，いずれも涙腺部に生じることがある．DLBCLは中等度悪性度のリンパ腫で，画像では涙腺のほか，眼窩のいずれの部位にもみられる．

DLBCLの進行は早く，眼窩深部に生じると著しい眼球突出や腫瘍の浸潤による視神経症により失明に至ることもある（図6-d）．また，しばしば体幹の病変の併発を伴うので，速やかに病理診断をして治療を開始することが重要である．FLは，MALTリンパ腫と同様に低悪性度リンパ腫に分類されるが，寛解後も再発を生じやすい．

涙腺の良性腫瘍

眼窩にみられる良性腫瘍のうち頻度の高いものとしては海綿状血管腫，神経鞘腫，皮様嚢腫などが挙げられるが，涙腺に発症する代表的な良性腫瘍は多形腺腫である（図7）．その形状は球状で硬い腫瘍であるので，その圧排によって眼球が偏位しやすい（図7-a）．MRIやCTでは，涙腺部に境界明瞭な球状の腫瘤がみられ，眼球を圧排し，経

過が長い症例では眼窩骨の圧排による変形や菲薄化(骨破壊像ではない)をみることもある．多形腺腫は別名「混合腫瘍」とも呼称されるように，上皮成分と間質成分の混在した細胞の増生を特徴とし，そのためMRIでも囊胞状の構造を含む多様な信号による像を呈する(図7-b, c)．涙腺の多形腺腫は取り残したり，長期間放置したりすると悪性化することがあるので，手術では原則は生検を禁忌として，腫瘍の全摘出を計画する．

涙腺の癌(上皮性悪性腫瘍)

主涙腺にみられる悪性腫瘍のうち，リンパ腫を除く上皮性悪性腫瘍(癌)の代表的な疾患は，腺様囊胞癌と多形腺腫源癌(多形腺腫由来癌)である[5]．腺様囊胞癌は分泌腺から生じる悪性腫瘍であり，眼窩では涙腺部が好発部位で，また頭頸部では唾液腺や鼻腔，口腔にも発症する．涙腺の腺様囊胞癌のMRIやCTでは，その境界は比較的明瞭であるが，多形腺腫のような球状の形態はとらず，周囲の組織の形状に沿って浸潤する形態を呈し，しばしば眼窩骨の破壊像を伴う(図8-a)．三叉神経に沿って浸潤することが特徴で，三叉神経痛を伴い，画像でも三叉神経腫大をみることもある．治療では，眼窩内容除去を含めた腫瘍の郭清手術や放射線照射を行うが，周囲組織での局所再発，遠隔転移を生じやすい疾患である．

多形腺腫源癌は，良性の多形腺腫に由来する悪性腫瘍である(図8-b)．多形腺腫との画像診断で腫瘍を摘出した病理において，その腫瘍のなかに悪性腫瘍の成分がみられることがある．また，多形腺腫を長年放置することによって悪性化したり(図8-b)，その切除後の再発の際に悪性化をみた

りすることがある．画像では，腫瘍の本体は多形腺腫の像に準ずるが，進行した例では眼窩骨の骨破壊像(図8-b)を伴う．腫瘍の全摘出によって癌の成分が腫瘍内にとどまっている場合には予後がよいが，周囲組織に播種しているような進行例では遠隔転移をきたしやすい．

文　献

1) Umehara H, Okazaki K, Kawa S, et al：Research Program for Intractable Disease by the Ministry of Health, Labor and Welfare(MHLW)Japan. The 2020 revised comprehensive diagnostic(RCD)criteria for IgG4-RD. Mod Rheumatol, **31**(3)：529-533, 2021.
   Summary IgG4関連疾患包括診断基準の改訂版.
2) Goto H, Takahira M, Azumi A：Japanese Study Group for IgG4-Related Ophthalmic Disease. Diagnostic criteria for IgG4-related ophthalmic disease. Jpn J Ophthalmol, **59**(1)：1-7, 2015.
   Summary 本邦から報告されたIgG4関連眼疾患の診断基準.
3) Goto H, Ueda SI, Nemoto R, et al：Clinical features and symptoms of IgG4-related ophthalmic disease：a multicenter study. Jpn J Ophthalmol, **65**(5)：651-656, 2021.
4) Japanese study group of IgG4-related ophthalmic disease：A prevalence study of IgG4-related ophthalmic disease in Japan. Jpn J Ophthalmol, **57**(6)：573-579, 2013.
   Summary 本邦での眼窩リンパ増殖性疾患の多施設調査によるとMALTリンパ腫が最も多い.
5) Ford JR, Rubin ML, Frank SJ, et al：Prognostic factors for local recurrence and survival and impact of local treatments on survival in lacrimal gland carcinoma. Br J Ophthalmol, **105**(6)：768-774, 2021.

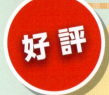

ファーストステップ！

子どもの視機能をみる

スクリーニングと外来診療

編集　国立成育医療研究センター
仁科幸子・林　思音

詳しくはこちら！

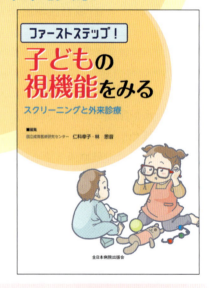

2022年10月発行　B5判　318頁
定価 7,480円（本体 6,800円＋税）

視機能の異常を早期に発見し、適切に対応するためのファーストステップを、経験豊富な先生方のコラムでの経験談を交えながら、豊富な図表でわかりやすく解説しています！眼科医、視能訓練士、小児科医、また、小児の視覚スクリーニングにかかわる看護師、教育関係者など、子どもにかかわるすべての方にご一読いただきたい1冊です。

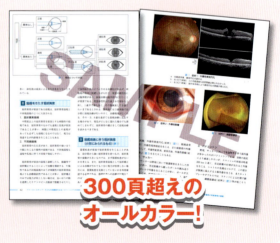

300頁超えのオールカラー！

 全日本病院出版会　〒113-0033　東京都文京区本郷3-16-4　Tel：03-5689-5989
www.zenniti.com　　　　　　　　　　　　　　　　　　Fax：03-5689-8030

感染症による行動制限やデジタルデバイスの長時間使用・常用化など、子どもを取り巻く環境の変化によって心身や視覚への影響が大いに危惧されるなかで、日本全国の子どもたちの成長を支える啓発書としてお役立てください。

ファーストステップ！

子どもの視機能をみる

スクリーニングと外来診療

コラムとして「私の経験」「Tips&Knowledge」が付いていて読み応え満載です！

目 次

Ⅰ．子どもの視機能発達を知る
1. 小児の眼の解剖学的な発達
2. 小児の視力発達
3. さまざまな視機能はどのように発達するか？
4. 視機能と全身の発達

Ⅱ．子どもの視機能障害を知る
1. 視覚障害をきたす疾患
2. 弱視・斜視とは？
   - 私の経験　その視力障害，本当に弱視ですか？
3. 屈折異常とは？

Ⅲ．視覚スクリーニングで早期発見！
1. 0歳から始めたい！視覚スクリーニング
   - 私の経験　産科クリニックでの1か月健診における red reflex 法
   - Tips&Knowledge　視覚スクリーニングが必要な全身疾患リスト
2. 乳幼児健康診査における視覚スクリーニング
3. 3歳児健診における視覚検査
   - 私の経験　家庭での3歳児視力検査体験談
4. 視覚スクリーニング機器をどう使うか？
   - 私の経験　3歳児健診における屈折検査機器
5. 保健センターと眼科医療機関の連携
6. 小児科医と眼科医の連携―小児科医からの提言―
   - 私の経験　屈折検査は3歳児健診だけでなく年中児，年長児も行う必要がある
7. 小児科医と眼科医の連携―眼科医からの提言―
   - 私の経験　「小児科の先生，お世話になっています」

Ⅳ．眼科精密検査の進め方
1. 乳幼児の検査の進め方
   - Tips&Knowledge　0歳児を診察する！
2. 眼位・眼球運動・両眼視機能検査
3. 視力検査
4. 精密屈折検査
5. 眼底検査
   - Tips&Knowledge　小児眼科医が伝授する診療のコツ
6. 視野検査―動的視野測定を中心に―
7. 画像検査
8. 障害（発達障害・全身疾患）を持つ子どもへの対応
9. 小児の眼鏡処方
   - Tips&Knowledge　インフォームド・コンセント
10. 専門機関へ紹介するタイミング
    - Tips&Knowledge　紹介状作成のポイント―紹介される側からの要望―
    - 私の経験　子どもへの虐待を疑ったら

Ⅴ．学童期の視覚管理の課題
1. 近視の管理の仕方
   - 私の経験　近視の進行防止の前にしておくべきこと
2. デジタルデバイスによる急性内斜視
   - 私の経験　自験例から考える！デジタルデバイスによる急性内斜視患者の生活環境と生活指導
3. 心因性視覚障害
   - 私の経験　トリック法を行うとき―視能訓練士の心構え―
4. 色覚検査とアドバイス
   - 私の経験　私の色覚診療
5. スポーツ外傷の防止
   - 私の経験　アスリートの視機能―ファクターX―
6. コンタクトレンズの処方と管理
   ―処方後のアフターケア・生じうる問題―
   - 私の経験　ファッションと眼

Ⅵ．医療・福祉・教育機関における多職種の連携
1. 視覚障害児に対する医療・福祉・教育機関の連携
   - 私の経験　アイサポート教育相談
   - Tips&Knowledge　書類作成をどうするか？
2. 弱視（ロービジョン）の子どもに対する医療・教育関係の連携
   - Tips&Knowledge　成功体験につなげる子どものロービジョンケア
3. 弱視や斜視の子どもに対する医療・教育機関の連携
   - 私の経験　学校での様子を聞く大切さ
4. 近視の子どもに対する小・中学校との連携
   - Tips&Knowledge　ICT機器利用と児童生徒の健康
5. 学校へのアドバイス
   - Tips&Knowledge　先天赤緑色覚異常の色世界

Ⅶ．小児眼科のトピックス
1. 小児の画像診断の進歩
   - 私の経験　自験例でも実感した小児の画像診断の進歩
2. 小児に適したERG
3. 未熟児網膜症に対する抗VEGF療法
   - 私の経験　未熟児網膜症に対する抗VEGF療法―長期経過は？―
4. 遺伝性網膜ジストロフィ
   - 私の経験　Stargardt病・黄色斑眼底の症例提示，治療法の現状
5. 発達障害児における視覚異常
6. 小児の麻酔と鎮静

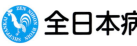

全日本病院出版会　〒113-0033　東京都文京区本郷3-16-4　Tel：03-5689-5989
www.zenniti.com　Fax：03-5689-8030

FAX による注文・住所変更届け

改定：2024 年 1 月

毎度ご購読いただきましてありがとうございます．

読者の皆様方に弊社の本をより確実にお届けさせていただくために，FAX でのご注文・住所変更届けを受けつけております．この機会に是非ご利用ください．

◎ご利用方法

FAX 専用注文書・住所変更届けは，そのまま切り離して FAX 用紙としてご利用ください．また，注文の場合手続き終了後，ご購入商品と郵便振替用紙を同封してお送りいたします．**代金が税込 5,000 円をこえる場合，代金引換便とさせて頂きます．**その他，申し込み・変更届けの方法は電話，郵便はがきも同様です．

◎代金引換について

代金が税込 5,000 円をこえる場合，代金引換とさせて頂きます．配達員が商品をお届けした際に，現金またはクレジットカード・デビットカードにて代金を配達員にお支払い下さい(本の代金＋消費税＋送料)．(※年間定期購読と同時に 5,000 円をこえるご注文を頂いた場合は代金引換とはなりません．郵便振替用紙を同封して発送いたします．代金後払いという形になります．送料は，定期購読を含むご注文の場合は弊社が負担します)

◎年間定期購読のお申し込みについて

年間定期購読は，1 年分を前金で頂いておりますため，代金引換とはなりません．郵便振替用紙を本と同封または別送いたします．送料弊社負担，また何月号からでもお申込み頂けます．

毎年末，次年度定期購読のご案内をお送りいたしますので，定期購読更新のお手間が非常に少なく済みます．

◎住所変更届けについて

年間購読をお申し込みされております方は，その期間中お届け先が変更します際，必ずご連絡下さいますようよろしくお願い致します．

◎取消，変更について

取消，変更につきましては，お早めに FAX，お電話でお知らせ下さい．

返品は，原則として受けつけておりませんが，返品の場合の郵送料はお客様負担とさせていただきます．その際は必ず弊社へご連絡ください．

◎ご送本について

ご送本につきましては，ご注文がありましてから約 1 週間前後とみていただきたいと思います．

◎個人情報の利用目的

お客様から収集させていただいた個人情報，ご注文情報は本サービスを提供する目的(本の発送，ご注文内容の確認，問い合わせに対しての回答等)以外には利用することはございません．

その他，ご不明な点は弊社までご連絡ください．

株式会社 全日本病院出版会　〒 113-0033 東京都文京区本郷 3-16-4-7 F
電話 03(5689)5989　FAX03(5689)8030　郵便振替口座 00160-9-58753

FAX 専用注文書

年　　月　　日

○印	MB　OCULISTA 5周年記念書籍	定価(税込)	冊数
	すぐに役立つ眼科日常診療のポイント—私はこうしている—	10,450 円	

(本書籍は定期購読には含まれておりません)

○印	MB　OCULISTA	定価(税込)	冊数
	2024 年 1 月～12 月定期購読（送料弊社負担）	41,800 円	
	2023 年バックナンバーセット(No. 118～129：計 12 冊)（送料弊社負担）	41,800 円	
	2022 年バックナンバーセット(No. 106～117：計 12 冊)（送料弊社負担）	41,800 円	
	No. 132　眼科検査機器はこう使う！ 増大号	5,500 円	
	No. 120　今こそ学びたい！眼科手術手技の ABC 増大号	5,500 円	
	No. 108　「超」入門 眼瞼手術アトラス—術前診察から術後管理まで— 増大号	5,500 円	
	No. 96　眼科診療ガイドラインの活用法 増大号	5,500 円	

MB　OCULISTA バックナンバー （号数と冊数をご記入ください）

No.	/	冊	No.	/	冊	No.	/	冊
No.	/	冊	No.	/	冊	No.	/	冊

○印	PEPARS	定価(税込)	冊数
	2024 年 1 月～12 月定期購読（送料弊社負担）	42,020 円	
	PEPARS No. 195 顔面の美容外科 Basic & Advance 増大号	6,600 円	
	PEPARS No. 171 眼瞼の手術アトラス—手術の流れが見える— 増大号	5,720 円	

PEPARS バックナンバー （号数と冊数をご記入ください）

No.	/	冊	No.	/	冊	No.	/	冊
No.	/	冊	No.	/	冊	No.	/	冊

○印	書籍	定価(税込)	冊数
	ファーストステップ！子どもの視機能をみる—スクリーニングと外来診療—	7,480 円	
	目もとの上手なエイジング	2,750 円	
	ここからスタート！眼形成手術の基本手技	8,250 円	
	超アトラス 眼瞼手術—眼科・形成外科の考えるポイント—	10,780 円	

お名前	フリガナ　　　　　　　　　　　　　　　　　㊞	診療科

ご送付先　〒　　－

□自宅　　□お勤め先

電話番号　　　　　　　　　　　　　　　　　□自宅　　□お勤め先

雑誌・書籍の申し込み合計 5,000 円以上のご注文は代金引換発送になります

—お問い合わせ先—
㈱全日本病院出版会営業部
電話 03（5689）5989

FAX 03（5689）8030

全日本病院出版会行

FAX 03-5689-8030

年　月　日

住 所 変 更 届 け

お 名 前	フリガナ
お客様番号	毎回お送りしています封筒のお名前の右上に印字されております8ケタの番号をご記入下さい。
新お届け先	〒　　　　都道府県
新電話番号	（　　　　）
変更日付	年　月　日より　　　　月号より
旧お届け先	〒

※ 年間購読を注文されております雑誌・書籍名に✓を付けて下さい。

☐ Monthly Book Orthopaedics（月刊誌）

☐ Monthly Book Derma.（月刊誌）

☐ Monthly Book Medical Rehabilitation（月刊誌）

☐ Monthly Book ENTONI（月刊誌）

☐ PEPARS（月刊誌）

☐ Monthly Book OCULISTA（月刊誌）

FAX 03-5689-8030

全日本病院出版会行

Monthly Book OCULISTA バックナンバー一覧

2024.8. 現在

通常号 3,300 円(本体 3,000 円＋税)　　増大号 5,500 円(本体 5,000 円＋税)

2021 年

No. 94　達人に学ぶ！最新緑内障手術のコツ　編／谷戸正樹

No. 95　確かめよう！乱視の基礎　見直そう！乱視の診療
　　　　編／大内雅之

No. 96　眼科診療ガイドラインの活用法 増大
　　　　編／白根雅子

No. 97　ICL のここが知りたい―基本から臨床まで―
　　　　編／北澤世志博

No. 98　こども眼科外来　はじめの一歩
　　　　―乳幼児から小児まで―
　　　　編／野村耕治・中西(山田)裕子

No. 99　斜視のロジック　系統的診察法　編／根岸貴志

No. 100　オキュラーサーフェス診療の基本と実践
　　　　編／近間泰一郎

No. 101　超高齢者への眼科診療―傾向と対策―
　　　　編／小野浩一

No. 102　水晶体脱臼・偏位と虹彩欠損トラブル
　　　　編／小早川信一郎

No. 103　眼科医のための学校保健ガイド―最近の動向―
　　　　編／柏井真理子

No. 104　硝子体混濁を見逃さない！　編／池田康博

No. 105　強度近視・病的近視をどう診るか　編／馬場隆之

2022 年

No. 106　角結膜疾患における小手術
　　　　―基本手技と達人のコツ―　　　編／小林　顕

No. 107　眼科医のための薬理学のイロハ　編／土至田　宏

No. 108　「超」入門　眼瞼手術アトラス
　　　　―術前診察から術後管理まで―増大
　　　　編／嘉鳥信忠・今川幸宏

No. 109　放っておけない眼瞼けいれん
　　　　―診断と治療のコツ―　　　編／木村亜紀子

No. 110　どう診る？　視野異常　　　編／松本長太

No. 111　基本から学ぶ！ぶどう膜炎診療のポイント
　　　　編／南場研一

No. 112　年代別・目的別 眼鏡・コンタクトレンズ処方
　　　　―私はこうしている―　編／野田　徹・前田直之

No. 113　ステップアップ！黄斑疾患診療
　　　　―コツとピットフォールを中心に―　編／井上　真

No. 114　知らないでは済まされない眼病理
　　　　編／久保田敏昭

No. 115　知っておきたい！眼科の保険診療　編／柿田哲彦

No. 116　眼科アレルギー疾患アップデート
　　　　編／海老原伸行

No. 117　眼と全身疾患―眼科医からのメッセージ―
　　　　編／山田晴彦

2023 年

No. 118　低侵襲緑内障手術(MIGS)の基本と実践
　　　　―術式選択と創意工夫―　　　編／稲谷　大

No. 119　再考！角膜炎診療
　　　　―感染性角膜炎の病原体と標的治療― 編／戸所大輔

No. 120　今こそ学びたい！眼科手術手技の ABC 増大
　　　　編／太田俊彦

No. 121　プレミアム眼内レンズ アップデート
　　　　編／國重智之

No. 122　眼腫瘍診断テクニック―臨床所見と画像診断―
　　　　編／臼井嘉彦

No. 123　まずはここから！　涙道診療の立ち上げ
　　　　―クリニックから大学病院まで―　編／白石　敦

No. 124　複視の治療方針アプローチ　編／後関利明

No. 125　エキスパートに学ぶ！
　　　　眼外傷の治療選択と処置の実際　編／恩田秀寿

No. 126　眼のアンチエイジング　　　編／鈴木　智

No. 127　抗 VEGF 療法をマスターする！　編／古泉英貴

No. 128　ドライアイ診療の新時代　　　編／猪俣武範

No. 129　隅角検査道場―基本と実践―　編／庄司拓平

2024 年

No. 130　Step up！角膜移植術アップデート 編／林　孝彦

No. 131　臨床直結！見直したい光凝固療法
　　　　編／中尾新太郎

No. 132　眼科検査機器はこう使う！増大　編／二宮欣彦

No. 133　眼科手術の基本
　　　　―器具・操作のロジック―　　　編／江口秀一郎

No. 134　オルソケラトロジー診療の基本のキ
　　　　―これから始める人に―　　　編／平岡孝浩

No. 135　押さえておきたい乱視・収差の診かた
　　　　―診断のポイントと対処法―　編／飯田嘉彦

No. 136　コンタクトレンズ処方＆ケア update
　　　　編／鈴木　崇

No. 137　今だから知りたい！老視研究・診療の最前線
　　　　編／根岸一乃

各目次等の詳しい内容はホームページ(www.zenniti.com)をご覧ください.

89

次号予告（10 月号）

徹底的に基本を学ぶ！
子どもの眼の手術入門
—術前計画・麻酔・手技・術後ケア—

編集企画／大阪大学寄附講座准教授　森本　壮

子どもの全身麻酔についての注意点
　—麻酔科医の立場から
　小児の眼科手術での麻酔について—……山本由美子
小児斜視手術の
　術前計画・麻酔・手技・術後ケア………彦谷　明子
小児白内障手術の
　術前計画・麻酔・手技・術後ケア………黒坂大次郎ほか
小児角結膜手術の
　術前計画・麻酔・手技・術後ケア………家室　怜ほか
小児緑内障手術の
　術前計画・麻酔・手技・術後ケア………松下　賢治
小児硝子体手術の
　術前計画・麻酔・手技・術後ケア………近藤　寛之
小児眼瞼手術の
　術前計画・麻酔・手技・術後ケア………北口　善之
小児涙道手術の
　術前計画・麻酔・手技・術後ケア………大野　智子ほか

小児眼腫瘍手術の
　術前計画・麻酔・手技・術後ケア………吉田　朋世ほか
未熟児網膜症治療の
　術前計画・麻酔・手技・術後ケア………野々部典枝

編集主幹：村上　晶　順天堂大学名誉教授	No. 138　編集企画：
高橋　浩　日本医科大学名誉教授	三浦雅博　東京医科大学茨城医療センター教授
堀　裕一　東邦大学教授	

Monthly Book OCULISTA　No. 138

2024 年 9 月 15 日発行（毎月 15 日発行）
定価は表紙に表示してあります.
Printed in Japan

発行者　　末　定　広　光
発行所　　株式会社　全日本病院出版会
〒 113-0033 東京都文京区本郷 3 丁目 16 番 4 号 7 階
　　　　電話（03）5689-5989　Fax（03）5689-8030
　　　　郵便振替口座 00160-9-58753
印刷・製本　三報社印刷株式会社　　　電話（03）3637-0005
広告取扱店　㈱メディカルブレーン　　電話（03）3814-5980

© ZEN・NIHONBYOIN・SHUPPANKAI, 2024

・本誌に掲載する著作物の複製権・翻訳権・上映権・譲渡権・公衆送信権（送信可能化権を含む）は株式会社
　全日本病院出版会が保有します.
・**JCOPY** ＜（社）出版者著作権管理機構　委託出版物＞
　本誌の無断複写は著作権法上での例外を除き禁じられています. 複写される場合は,そのつど事前に,（社）出版
者著作権管理機構（電話 03-5244-5088, FAX 03-5244-5089, e-mail: info@jcopy.or.jp）の許諾を得てください.
・本誌をスキャン, デジタルデータ化することは複製に当たり, 著作権法上の例外を除き違法です. 代行業者等の
　第三者に依頼して同行為をすることも認められておりません.